Visages hybrides

Mouvement des savoirs

Collection dirigée par Bernard Andrieu

L'enjeu de la collection est de décrire la mobilité des Savoirs entre des sciences exactes et des sciences humaines. Cette sorte de mobilogie épistémologique privilégie plus particulièrement les déplacements de disciplines originelles vers de nouvelles disciplines. L'effet de ce déplacement produit de nouvelles synthèses. Au déplacement des savoirs correspond une nouvelle description.

Mais le thème de cette révolution épistémologique présente aussi l'avantage de décrire à la fois la continuité et la discontinuité des savoirs : un modèle scientifique n'est ni fixé à l'intérieur de la science qui l'a constitué, ni définitivement fixé dans l'histoire des modèles, ni sans modifications par rapport aux effets des modèles par rapport aux autres disciplines (comme la réception critique, ou encore la concurrence des modèles). La révolution épistémologique a instauré une dynamique des savoirs.

La collection accueille des travaux d'histoire des idées et des sciences présentant les modes de communication et de constitution des savoirs innovants.

Déjà parus

Odile GIRARDIN-GANTIER, *D'autres limites à la prison, Comment l'Art-thérapie peut aider à supporter le monde carcéral*, 2018.

Éric DUGAS (dir.), *Les violences scolaires d'aujourd'hui en question. Regards croisés et altérités*, 2018.

Alessandro PORROVECCHIO, Gabriele DI FRANCESCO et Joël LADNER (dir.), *Etudiants : acteurs de leur santé ?, Regards pluridisciplinaires,* 2017.

Bernard ANDRIEU et Cyril THOMAS (dir.), *Entre les corps, Les pratiques émersiologiques aujourd'hui (cirque, marionnettes, performance et arts immersifs)*, 2017.

Pierre PARLEBAS et Thierry DEPAULIS, *Jeux et culture à la Renaissance. L'album d'estampes de Nicolas Prévost*, 2017.

Bernard ANDRIEU et Petrucia DA NÓBREGA (dir.), *Somaticiens*, *Encyclopédie des corps,* 2017.

Sous la direction de
Bernard ANDRIEU, Philippe POMAR,
Florent DESTRUHAUT et Emmanuelle VIGARIOS

Visages hybrides

Vers une anthropologie de la prothèse

L'Harmattan

Illustration de couverture © auteurs.

5-7, rue de l'École-Polytechnique, 75005 Paris
http://www.editions-harmattan.fr
ISBN : 978-2-343-14140-4
EAN : 9782343141404

Remerciements pour leur précieuse collaboration à :

- Éric TOULOUSE, épithésiste à la Faculté de Chirurgie Dentaire de Toulouse, qui a réalisé la plupart des prothèses présentées ici ;

- Hélène DESTRUHAUT, pour l'acuité de son regard...

À tous nos patients : avec qui nous avons évolué sur le chemin si complexe de l'identité. Nous avons été leur soutien, ils ont été nos guides...

Introduction

De l'hybridation du corps à l'hybridité des savoirs

1. Une hybridation du visage

Injustement qualifiée de simple enveloppe corporelle dénuée de sens, la peau est un lieu d'échanges et d'interactions. Interface entre soi-même et le monde extérieur, visible par tous et par soi, elle autorise le passage de la dimension anatomique de la face et de ses lésions, à la dimension socioculturelle du visage et de ses stigmates. De par sa couleur, sa température et ses frémissements, la peau, véritable « enveloppe de vie », témoigne des tensions et des joies, des désirs et des angoisses. Pour les anthropologues, cette frontière symbolique sépare soi des autres, mais aussi soi de l'image de soi. Évocateurs des émotions, peau et visage constituent les organes visibles de la vie de relation : vie sociale et affective. Liés aux plaisirs et à la sexualité, lieux de naissance de la tendresse et de la sensualité, ce sont de véritables interfaces modelées par le regard de l'autre. Le visage est une matière de symbole, mais pour l'homme lui-même, il est souvent problématique, ambigu. Lieu le plus intime et le plus expressif de sa relation au monde, le visage incarne la vérité du sujet, qui, en son point de vue, n'a jamais une connaissance directe de lui-même. Il en appelle à un « sujet de réflexion » : miroir doté de diverses qualités et de mobilité, dans le but d'appréhender quelque peu ce qui lui reste inaccessible, et qui pourtant, le constitue. Ce sujet de réflexion peut être : l'individu lui-même face à un miroir, l'autre : son entourage, les autres : la société.

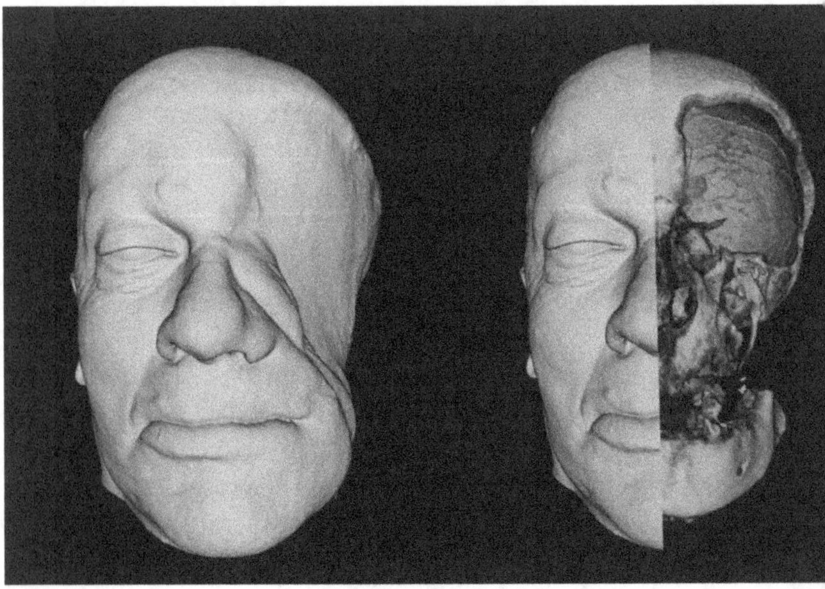

Modélisation tridimensionnelle d'un defect cranio-facial (El Kesri, Pomar)

2. Le face à Face

Le plus insaisissable de son être,
tout homme le croise quotidiennement,
dans le face à Face avec le miroir.

(David Le Breton, 2003. *Des Visages*)

Malgré l'intégration cérébrale de l'absence du membre, des signaux moteurs sont envoyés en continu vers la zone lésée, sans que le lobe pariétal, gardien de l'image du corps, ne puisse recevoir du système visuel un *feedback* convenable. C'est au miroir que revient ce rôle : en produisant un *feedback* visuel, il efface la douleur et rétablit une continuité entre corps inné et corps réel. Dans ce rapport de soi à soi, ce sont l'appréhension d'une image source de déplaisir et l'insatisfaction inhérente à cette situation qui influencent négativement l'image que le sujet a de lui-même. Ce visage défiguré revêt un sens parasite en désaccord avec l'identité réelle. Moi corporel et conscience du moi psychique se trouvent perturbés par la mutilation faciale. La modification des limites et du volume du visage, la sensation d'être en-dehors de son propre corps, ou encore le sentiment de posséder une enveloppe corporelle inadaptée et incomplète, signent l'altération du moi corporel.

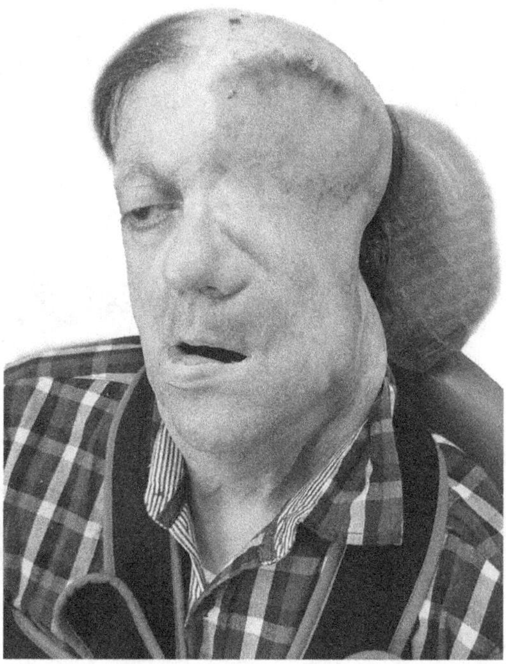

Perte de substance hémi-cranio-faciale : un problème identitaire

Le visage aux limites floues, visage étrange et déformé, devient source de doutes angoissants. La perte de l'identité et de la personnalité, associée au sentiment de transformation en un autre que soi, voire en un dédoublement, marquent l'altération de la conscience du moi psychique. Le sujet dépersonnalisé, prisonnier de son imagination, esclave de sa réalité psychologique, affronte une blessure narcissique qui fait appel au regard, et altère l'image de soi : source de curiosité, de dégoût, de répulsion, ou encore de honte, la perte de substance faciale s'étale sur la surface corporelle à ses propres yeux et aux yeux de tous. Un glissement sémantique de la maladie à l'anormalité, à la monstruosité, à la faute morale, s'effectue dans l'imaginaire. La mise à mal du sentiment de permanence de soi génère une rupture biographique qui devra être surmontée par la mise en œuvre de stratégies identitaires appropriées. Le maintien de la continuité dans le temps de son identité passe par la redéfinition de soi et du degré de valorisation de soi. *Le patient doit défendre ce qu'il a été, ce qu'il est, et ce qu'il veut être* (Le Breton, 2003).

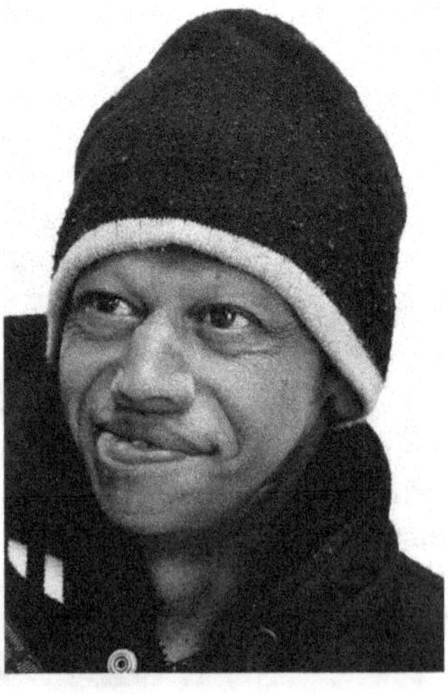

Épithèse nasale : le retour à une identité

3. Le face à l'autre

C'est le regard de l'autre qui me constitue.

(Jacques Lacan)

Lors de la phase du miroir décrite par Jacques Lacan, la place prépondérante de l'autre dans la création et le maintien du concept de soi est développée : le jeune enfant reconnaît son image à la faveur d'une captation narcissique. L'identification à cette image, véritable identification imaginaire, suppose le regard d'un autre auprès de lui, autre aimant qui reconnaît l'enfant et participe, en le nommant, à son identification symbolique. Dès le face à Face originel de l'enfant et de sa mère (le premier visage), le visage s'inscrit comme le lieu de l'autre, sa naissance s'opère au cœur du lien social et se poursuit dans la multitude des échanges noués et dénoués par la vie quotidienne. Il en est de même pour le patient porteur d'épithèse faciale, pour qui l'identification et la reconnaissance par la famille, par les amis, sont primordiales. Le cercle familial et/ou amical forme le groupe des initiés : ceux qui ont accès aux informations relatives à la maladie et auprès desquels l'individu peut se « normaliser ».

Lors des épreuves que représentent la défiguration et la réhabilitation par prothèse maxillo-faciale, le personnel soignant devra connaître le degré d'implication de l'entourage, souhaité par le patient : la prise en considération des normes culturelles et sociales s'avérera incontournable. De plus, l'évaluation des modalités relationnelles au sein de la famille aura pour objectif la mise en place de stratégies d'adaptation et de communication adéquates.

Le caractère irréversible de la perte de substance et les séquelles fonctionnelles réduisent les activités professionnelles : arrêt maladie, mise en invalidité ou en retraite anticipée. La diminution de la capacité à assurer un soutien financier retentit sur l'estime de soi et sur le rôle au sein de la famille ; des perceptions négatives, telles que « je suis un fardeau pour ma famille », sont souvent exprimées. À l'heure actuelle, nous savons que la communication positive et le soutien familial/amical favorisent l'estime de soi et le bien-être, et si nous écoutons le philosophe et anthropologue français François Flahaut, le sentiment de l'intégrité du corps ne passe pas forcément par un moi corporel conforme à la norme. En effet, en acceptant l'irréparable, le sujet peut se constituer une image satisfaisante de lui-même : les proches jouent un rôle considérable dans l'étape de réinsertion, puisqu'à travers leurs yeux, la personne mutilée voit l'effet de son handicap sur autrui.

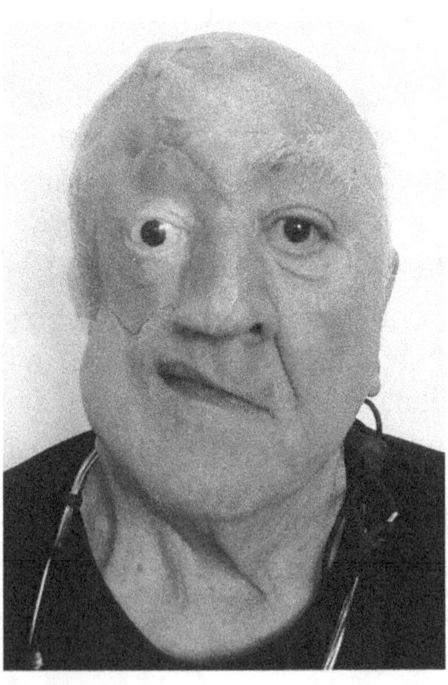

Épithèse étendue de la région orbitaire : en quête d'une identité

4. Le face aux autres

L'enfer c'est les autres.

(Jean-Paul Sartre, 1943. *Huis clos*)

Le corps moderne occidental est le lieu de la césure, l'enceinte objective de la souveraineté de l'*ego*. Il est la part insécable du sujet, le « facteur d'individuation » dans les collectivités où la division sociale est de mise. Partie du corps la plus investie de sens dans les relations interpersonnelles, le visage est le principal véhicule des expériences humaines. Ainsi, pour les patients souffrant de perte de substance maxillo-faciale, le contrôle de l'information est essentiel face à des non-initiés : le souhait de se trouver en situation de personnes « discréditables », et non plus « discréditées », rappelle le besoin d'éviter la stigmatisation.

Tout comme l'identité sociale, la normalité est fonction de la reconnaissance du groupe, et donc, des interprétations permettant ou non d'intégrer un individu différent dans des représentations usuelles, produites au niveau social et familial. Les scientifiques ont longtemps ignoré la dimension sociale du comportement humain alors que les processus cognitifs mis en œuvre prennent toujours place au sein d'un contexte dans lequel la composante sociale est essentielle. Le mot cognition appartient à la famille étymologique du verbe connaître : du latin populaire *conoscere* « apprendre à connaître », « reconnaître », « connaître charnellement ». D'un point de vue philosophique, la cognition présenterait un lien avec la connaissance, alors que d'un point de vue physiologique, elle serait un processus par lequel un organisme acquiert la conscience des évènements et des objets de son environnement.

La cognition sociale étudie la façon dont les informations sociales sont traitées par le cerveau humain et intégrées avec les autres informations de l'environnement. Les processus qui sous-tendent la perception et la représentation sociale des congénères sont de natures multiples : perceptives, mnésiques, émotionnelles et motrices. Bien qu'un individu ne se réduise pas à son visage, un nombre considérable d'informations sociales sont extraites à partir des caractéristiques faciales. Le visage, plus que tout autre partie du corps, communique notre identité, nos émotions, nos intentions, voire notre personnalité, aux yeux des autres agents sociaux. Les signaux véhiculés par les visages participent activement à la construction d'une représentation cohérente d'autrui, laquelle est utilisée pour guider le traitement de l'information, et pour générer une réponse en situation d'interaction. La capacité de représentation est basée sur l'extraction d'informations faciales génériques (aspects invariants des visages) et changeantes (mimiques, mouvements du regard). Le patient défiguré renvoie à ses congénères des informations en rupture avec « la norme » : le temps que la prothèse soit réalisée, les caractéristiques génériques et changeantes du visage sont faussées par l'absence de la structure anatomique et par l'inertie des tissus en cours de cicatrisation.

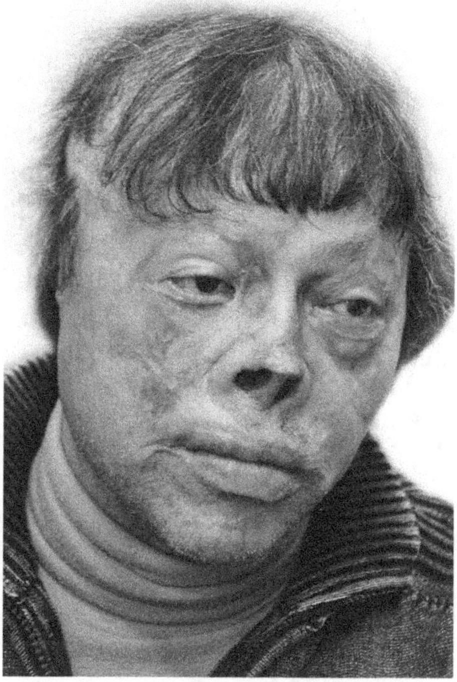

Grand brûlé de la face

Depuis les années 50, les pensées catégorielles sont présentées comme une composante inévitable de la cognition sociale. Les processus de catégorisation sous-tendent et modèlent nos traitements perceptifs et nos apprentissages. Étroitement liés au jugement et à la notion de stéréotype, ces processus simplifient la complexité de notre environnement, en se basant sur la similarité plutôt que sur la variabilité, et permettent d'accéder en mémoire à tous les attributs spécifiques de cette catégorie. Originellement, le stéréotype représente le moulage d'une typographie utilisée pour faire des impressions rapides et bon marché. Dans les années 20, Walter Lippmann (1889-1974) œuvre pour l'acceptation psychologique de ce terme qui désigne, alors, la généralisation de croyances à propos d'un groupe de personnes. Utilisé en situation sociale lors du traitement des informations à propos d'un individu, il n'est ni enseigné ni appris, mais se crée de façon implicite lors d'interactions sociales.

Le stéréotype le plus célèbre de la littérature, biaisant le jugement que se fait un agent social de ses semblables, consiste à penser que « ce qui est beau est bien ». Selon certaines études, dès six mois, le jeune enfant a la possibilité de catégoriser les visages qu'il perçoit, et dès un an il est sensible au stéréotype qui apparente la beauté, la bonté et le bien. À partir de trois ans, il attribue des traits et des comportements positifs aux enfants qui lui paraissent séduisants.

Nous avons une tendance naturelle, non seulement à catégoriser les visages selon des critères de beauté, mais aussi à attribuer des traits de caractères positifs aux visages attrayants, et des traits de caractères négatifs aux visages déplaisants. Ainsi, la beauté et le sentiment d'être beau assureraient autrui du fait que la haine n'est pas déchaînée et n'est pas prête à s'exercer, aussi bien sur les objets extérieurs qu'intérieurs. Les médias véhiculent des images allant toutes dans ce sens : *la réussite appartient à ceux qui sont beaux et jeunes.* Dans notre société normative, l'harmonie réclame un visage policé, civilisé, qui ne laisse pas prise à la « déstructuration ». Tout déséquilibre dans la structure du visage suscite, chez le spectateur, une fantasmatique du morcellement, du chaotique.

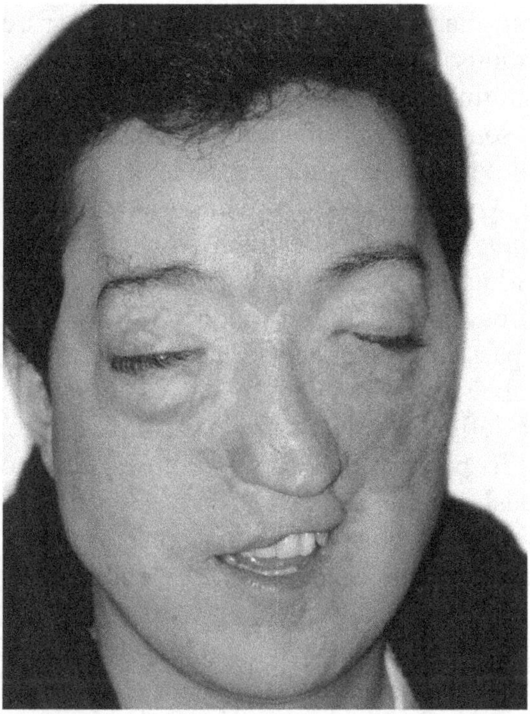

Accident de la voie publique

Catégoriser autrui revient, donc, à inférer d'un simple regard des connaissances sur la personne. La plupart du temps, sans intention et hors du champ de la conscience, les processus catégoriels requièrent des ressources attentionnelles et sont tributaires du contexte. Cependant, l'esprit possède les moyens nécessaires pour dépasser l'activation de catégories et de stéréotypes, même si l'inhibition de ces processus est rarement mise en œuvre, par souci d'économie cognitive ?! Lors de la première impression, les stéréotypes sont appelés, puis l'interaction avec autrui nous ouvre l'accès à de nouvelles informations, et la construction d'une représentation cohérente de l'autre semble envisageable.

La défiguration marque la transgression de l'ordre établi des relations interpersonnelles et sociales. Objectivement marginalisés et stigmatisés, les individus aux faciès mutilés sont tenus plus ou moins hors du monde du travail, assistés par des aides sociales, mis à l'écart de la vie collective. *Nos sociétés occidentales ont fait du handicap un stigmate* : un motif d'évaluation négatif de la personne. L'altération du corps et les cicatrices évoquent, dans les imaginaires, une altération morale de l'homme, comme si son passage à un autre type d'humanité autorisait la constance du jugement et du regard sur lui. La violence faite aux défigurés ne doit pas être sous-estimée, car non seulement ils perçoivent leur propre image comme monstrueuse, quasi animale, mais de surcroît, ils ressentent le malaise provoqué chez leurs interlocuteurs. Le regard d'autrui, parfois fuyant, parfois inquisiteur, toujours angoissé, peut difficilement exprimer de l'empathie, sentiment qui nécessite un minimum de possibilité d'identification. Nul ne peut, ne veut s'identifier au mutilé facial, lui aussi affolé par ces projections qui se dérobent. À l'homme ordinaire seul, est réservé le privilège de se promener sans susciter la moindre indiscrétion[1].

[1] Remerciements à Céline Candelle pour sa participation à l'écriture de cette partie introductive, suite à ses travaux réalisés au sein de l'unité fonctionnelle de prothèse maxillo-faciale du Pr Ph. Pomar (CHU Rangueil, Toulouse).

5. Faut-il avoir peur ?

Mais non, son visage : il est bouleversant.

(W. James, 1900. *Les deux visages*)

Monstres, centaures et chimères présentent des corps indifférenciés là où la culture s'organise par la différenciation. René Girard nous déclarait : Les hybrides culturels, il n'y en a peut-être pas beaucoup. Les cultures ont bien leurs spécificités[2]. La culture se constituerait, lors de la crise, par l'exclusion de l'indifférenciation généralisée : la communauté monstrueuse de la femme-chien. Il faut penser le monstrueux à partir de l'indifférenciation, c'est-à-dire d'un processus qui n'affecte en rien le réel, bien entendu, mais qui affecte la perception de celui-ci[3].

Comme la monstruosité physique et la monstruosité morale vont de pair, la justification de la persécution d'un infirme se trouve dans l'imagination mythologique ; si dans la mythologie la monstruosité physique et morale sont inséparables, dans la réalité sociale la difformité physique doit correspondre à un trait réel de quelque victime ; l'affinité particulière pour le monstrueux favorise la projection victimaire dans le bouc émissaire de la monstruosité morale.

L'hybridité fait peur. Mircéa Eliade dresse l'inventaire de ces mutations corporelles : taille gigantesque d'Héraclès, Achille, Oreste et Pélops qui sont thériomorphes ou susceptibles de se métamorphoser en animaux. Ils sont androgynes, comme Cécrops, changent

---

[2] Entretien de René Girard avec Bernard Andrieu, Paris, le 2 Novembre 2007.

[3] Girard R., 1982. *Le bouc émissaire*, Paris, Le livre de poche, p. 22.

de sexe comme Tirésias, ou se travestissent en femmes comme Héraclès. Acéphalie, cyclope, polycéphale, boiteux, borgnes ou aveugles, les dieux basculent dans la folie (Oreste, Bellérophon, Héraclès contre les enfants de Mégare) ou ont des comportements sexuels violents et incestueux (Thésée viole Hélène, Ariane).

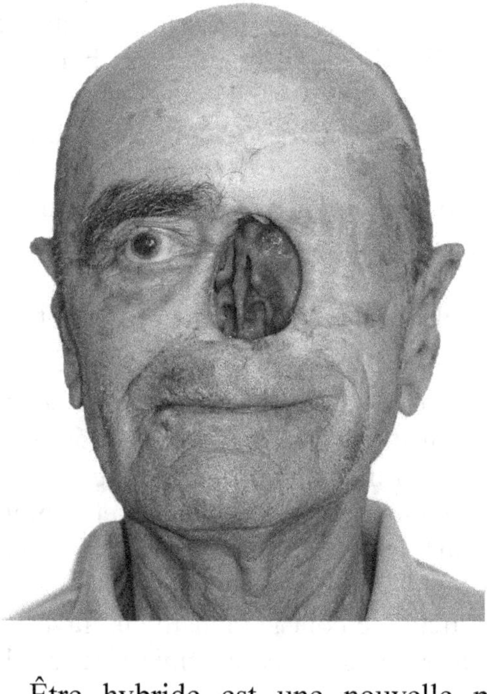

Perte de substance centro-faciale

Être hybride est une nouvelle possibilité de l'être corporel par le mélange des genres, des sexes, des cultures, des techniques et des corps. Accepter l'hybridité c'est admettre que le corps n'est ni entièrement naturel, ni entièrement culturel. Être hybride c'est posséder dans son corps deux aspects qui coexistent, ici l'aspect biologique et l'apport technique, parfois de manière contradictoire. Ce corps composite définit une vie originale qui isole le héros antique dans un destin fatal : ainsi le talon d'Achille lui donne un corps à la fois mortel et immortel, car trempé par Thétis dans l'eau du Styx : à la fois vulnérable et invulnérable, l'hybride ne parvient pas à contrôler la dualité dont son unité corporelle est composée. Chez les Inuits, *l'ours mâle est considéré comme un partenaire sexuel actif avec les femmes, dans une union d'où proviennent des enfants hybrides mi-ours, mi-humains*[4] (Conte, 1997).

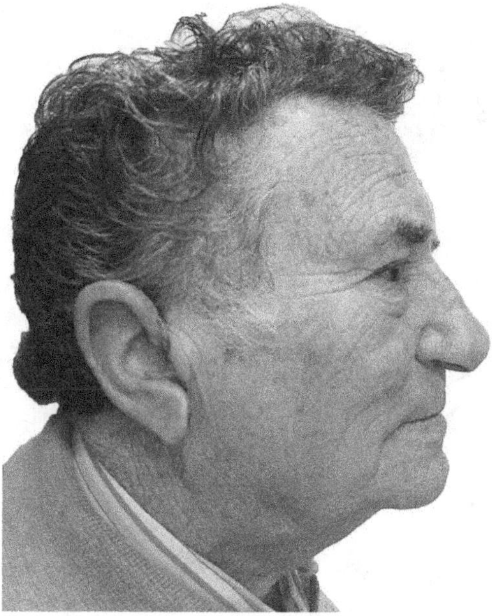

Épithèse du pavillon de l'oreille

Roger Caillois précise ce lien entre hybridité, Hubris et Chaos : en Grèce, en tout cas, la fête arienne de l'échange des vêtements entre garçons et filles porte le nom significatif d'Hybristika. Or, l'hybris représente l'atteinte à l'ordre cosmique et social, l'excès qui dépasse la mesure. Les textes la présentent comme caractérisant les

[4] Héritier F., « Chimères, artifice et imagination », dans J.-P. Changeux (éd.), *L'homme artificiel*, Paris, Odile Jacob, 2007, p. 44.

centaures, les monstres mi-hommes, mi-animaux de la mythologie, ravisseurs de femmes et mangeurs de chair crue, incarnés (…) par les membres de confrérie à initiation et à masques intervenant violemment au changement d'année et, à leur répondants légendaires transgresseurs typiques de toutes les interdictions[5]. En prenant l'hybride pour du chaos, le refus d'incorporer une différence altérant notre identité nous protège dans une bulle protectrice.

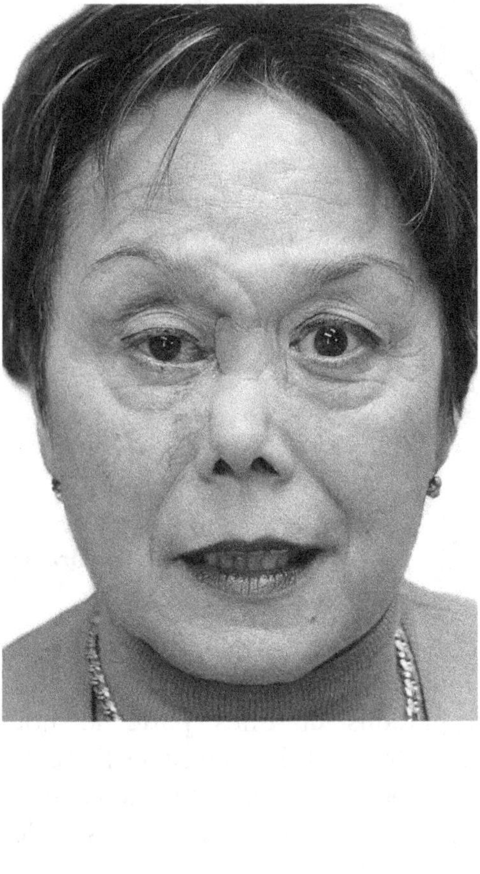

Prothèse pour fistule naso-frontale

[5] Caillois R., 1950. *L'homme et le sacré*, Paris, Gallimard, coll. « Folio », p. 158.

Car l'hybride est composé par des éléments contradictoires synthétisés dans le corps du héros : celui-ci possède des qualités d'origine différente qui, produites dans un contexte de finitude humaine, révèlent sa part divine. Cette supériorité (d'Héraklès à Superman) divine et extraterrestre vient repousser les limites de l'action humaine par des performances sans précédent. Cette intervention des héros dans la vie quotidienne, si elle était convenue dans la culture classique, se révèle problématique dans notre monde rationnel et scientifique. L'efficacité du progrès est mise à mal par l'intervention de l'hybride qui, surnaturel, incarne des forces et des puissances irrationnelles : sans explication causale, l'action de l'hybride modifie le cours du temps, la localisation dans l'espace, la vitesse de déplacement et la puissance physique.

I - Une histoire

1. Une histoire des prothèses de la face : du masque égyptien aux « représentations d'écorchés »

La mise en place de pièces artificielles au niveau de la face paraît fort ancienne. Les archéologues ont retrouvé dans les tombeaux de l'ancienne Égypte, environ 2500 ans avant notre ère, des masques dorés appliqués sur le visage des momies ainsi que des pièces cosmétiques en or et en argent ayant manifestement la forme d'un organe de la face (Benoist, 1978).

Cependant, rien ne permet, à l'heure actuelle, d'affirmer avec certitude que certaines tentatives de réhabilitation aient été pratiquées antérieurement à cette époque, soit parce que les matériaux employés en ces temps reculés n'ont guère survécu à l'accumulation des ans, soit parce qu'il n'existe pas de textes anciens relatant de telles expériences.

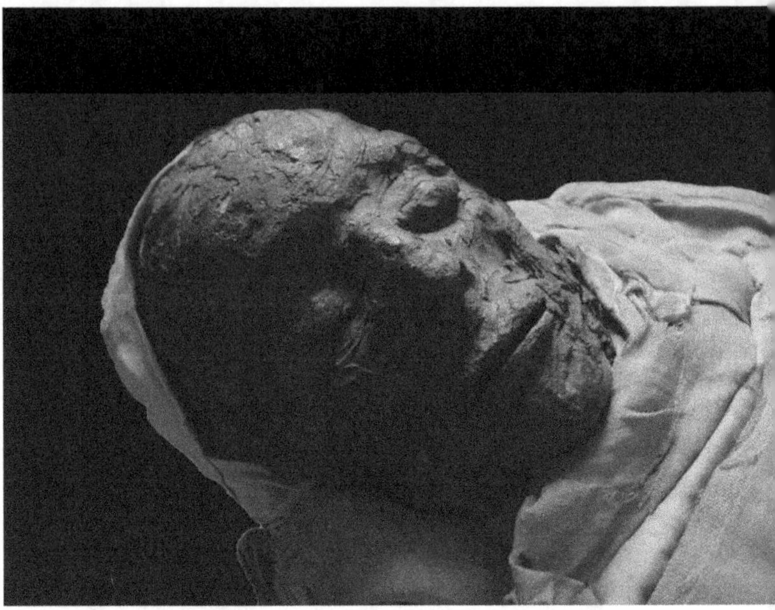

La préservation de l'identité : momie « In-Amun-na-es nebu », (Musée Georges-Labit, Toulouse, France)

C'est à partir de ces découvertes que certains auteurs voient dans les masques funéraires de l'Ancienne Égypte les prémices de la Prothèse Maxillo-Faciale. Toutefois, cette hypothèse peut être nuancée pour au moins deux raisons. La première est liée à l'analyse de nombreuses momies présentant des pièces en métal, insérées dans le cadre orbitaire : ces yeux artificiels, peints ou émaillés, semblent si inconfortables à porter qu'on peut raisonnablement penser qu'ils ont été placés après la mort pour des considérations symboliques.

Par ailleurs, si on se réfère à l'étymologie du mot « prothèse », ce terme vient du grec *pro tithêmi* qui signifie « je place au lieu de ». La prothèse est donc un dispositif de remplacement d'un organe ou d'une partie du corps qui sert à masquer une dégradation de ce dernier. Cette définition ne peut s'appliquer aux masques de l'Égypte Antique dont la présence est due à un aspect religieux dans le cadre d'un rite funéraire. Toutefois, bien que les buts des prothèses et des masques égyptiens soient distincts, ces découvertes permettent de montrer l'importance accordée aux *visages* dès le IIIe millénaire avant notre ère et aux premières techniques de fabrication de masques.

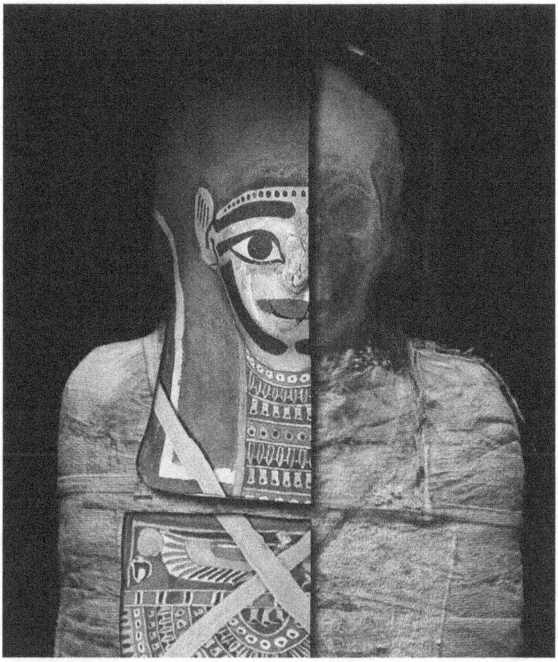

Un visage idéalisé : modélisation 3D (surfacique et volumique) de la momie du musée Champollion – Les écritures du monde, Figeac, France

Par conséquent, on peut se demander, à juste titre, à quand remontent les réelles tentatives de réhabilitation par prothèse faciale ? Le *Susruta Samhitâ*, traité de médecine indienne daté de l'époque védique (1500 ans av. J.-C.), fait état de reconstructions chirurgicales de la pyramide nasale au moyen d'un lambeau cutané prélevé sur la région frontale : en effet, l'Inde, dans l'Antiquité, punit l'adultère de l'amputation du nez, et l'on coupe également les oreilles et les mains en guise de punition. La difficulté actuelle de telles reconstructions chirurgicales met en doute les chances de succès à cette époque et soulève l'hypothèse de tentatives plus raisonnables par reconstructions prothétiques.

Les mutilations punitives dans l'Antiquité se retrouvent également dans la Mésopotamie d'Hammourabi (connu pour son code médical et moral). La loi du talion, qui punit celui qui mutile un de ses semblables, permet certainement à de nombreux artisans ingénieux la réalisation de pièces de remplacement.

Enfin, la période gréco-romaine fait peu mention de l'usage de prothèses faciales ; Hippocrate, Galien, ou encore Celse s'intéressant davantage aux réductions et aux contentions des fractures de la face dans le domaine maxillo-facial. Toutefois, certaines inscriptions latines « *medicus ocularis* » ou « *faber ocularis* » (littéralement « fabricants d'yeux ») laissent à penser que cette profession était déjà reconnue dans l'Antiquité, peut-être pas en tant que discipline médicale, mais profession artisanale.

2. Le tournant de la guerre : d'Ambroise Paré aux « gueules cassées »

L'implantation, par Ambroise Paré (1509-1590), des prothèses d'une main artificielle, d'avant-bras, de bras ou de jambe en bois avait ouvert la voie de ces restaurations artificielles de la motricité. Soucieux de proposer aux pauvres des jambes de bois, là où les riches disposaient de jambes mécaniques, Ambroise Paré préparait les corps à continuer à vivre malgré une amputation. La prothèse, ce n'est pas seulement ces morceaux de bois, de fer, de plastique maintenant qui remplacent la main ou le pied manquant. C'est l'idée même qu'on peut remplacer.

L'image du mutilé et de la société autour de lui devient prothétique.

Le remplacement, le rétablissement de la même situation qu'auparavant, la substitution, la compensation : voilà qui devient un langage possible[1]. Dans son ouvrage Dix livres de chirurgie avec le magasin des instruments nécessaires à icelle, Ambroise Paré (1564) rapporte avec beaucoup d'esprit ses expériences et décrit ses propres techniques à l'origine de sa renommée. Dans le domaine prothétique, il fait la description d'épithèses faciales par artifice d'or, d'argent, de papiers et de linges collés de telles figures et couleurs qu'estaient les siens et maintenues en place par de petits lacets.

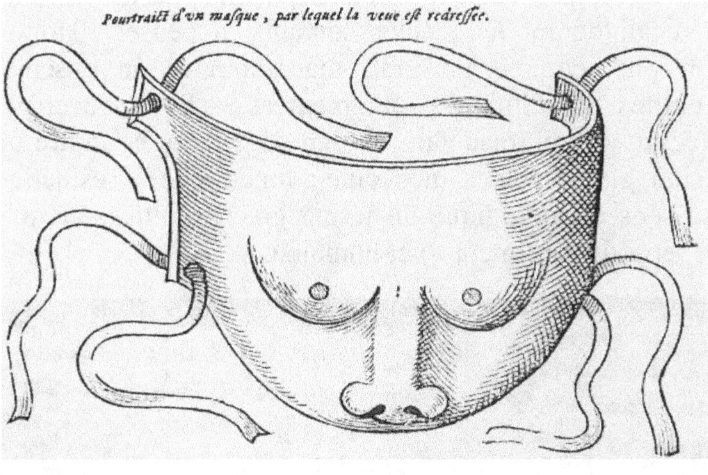

Masque facial et prothèses de la face réalisées en *papiers et linges collés, peints et émaillés de telles figures qu'estaient les siens* par A. Paré (1564). Il est surnommé « père de la chirurgie moderne ». Aussi, il pourrait être surnommé à juste titre « père la prothèse plastique faciale » (Source : Ambroise Paré, 1564. *Dix livres de chirurgie avec le magasin des instruments nécessaires à icelle*, imprimerie de Jean Le Royer, imprimeur du Roy)

[1] Sticker H.J. 1982. *Corps infirmes et Société*, Paris, Aubier, p. 140.

Également, qui n'a pas vu la célèbre main prothétique d'Ambroise Paré, dont les doigts pouvaient prendre différentes positions grâce à un ingénieux système mécanique de pignons et de ressorts commandés à distance par des gâchettes dissimulées dans la paume. Il pense la prothèse comme « un tout », comme il pense la médecine : le fait qu'il n'oppose pas les prothèses faciales à celles corporelles, et le fait qu'il s'intéresse à l'Homme et non à un de ses organes en particulier, montre qu'il n'y a pas à son époque, du moins chez les Chirurgiens barbiers, de découpage institutionnalisé en spécialités chirurgicales tel que nous le connaissons à l'heure actuelle. Cela peut soulever la question suivante : quelles sont les causes socioculturelles qui ont poussé le monde médical, durant les siècles suivants, à penser l'Homme non plus comme un tout, mais comme un ensemble d'entités anatomiques fragmentées ? Pour revenir à l'œuvre d'Ambroise Paré, il s'en dégage au contraire une vision globale de la médecine : fonctionnelle, esthétique (au sens étymologique du terme grec *esthêticos* : « qui a du sens, du sentiment ») et humaine.

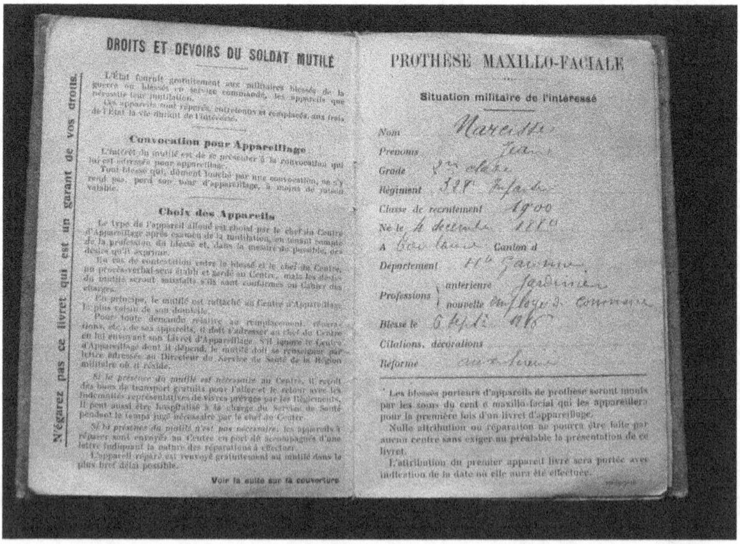
DROITS ET DEVOIRS DU SOLDAT MUTILÉ

N'égarez pas ce livret qui est un garant de vos droits.

Convocation pour Appareillage

Choix des Appareils

Voir la suite sur la couverture

PROTHÈSE MAXILLO-FACIALE

Situation militaire de l'intéressé

Nom

Prénoms

Grade

Régiment

Classe de recrutement

Né le

A — Canton d

Département

Professions antérieure / nouvelle

Blessé le

Citations, décorations

Réformé

Les blessés porteurs d'appareils de prothèse seront munis par les soins du centre maxillo-facial qui les appareillera pour la première fois d'un livret d'appareillage.

Nulle attribution ou réparation ne pourra être faite par aucun centre sans exiger au préalable la présentation de ce livret.

L'attribution du premier appareil livré sera portée avec indication de la date où elle aura été effectuée.

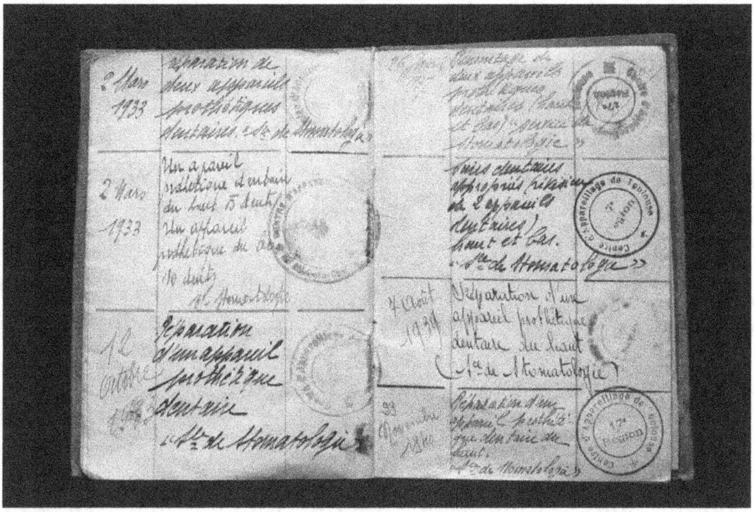

Extraits du livret d'Appareillage de Jean Narcisse, « gueule cassée » de la Grande Guerre. Ce carnet est composé de plusieurs sections : la situation militaire de l'intéressé indiquant l'état civil du soldat, son grade et son régiment ; des tableaux récapitulant les attributions et les remplacements des prothèses ; différents conseils concernant l'entretien des appareils et la rééducation professionnelle (Collection H. Soulet)

La Grande Guerre de 1914-1918 a fait des dizaines de milliers de blessés « faciaux », trivialement dénommés « gueules cassées » ou « baveux ». Leur grand nombre a permis le développement important de la chirurgie cervico-faciale et l'essor de la réhabilitation par épithèse, où se sont illustrés certains chirurgiens-dentistes, comme le Dr Bosano, à l'origine de nombreuses épithèses nasales, oculo-palpébrales et auriculaires.

Le Dr Cavalié, Directeur du centre maxillo-facial de Bordeaux écrit à ce titre dans son bulletin de décembre 1914 : L'intérêt qui s'attache au traitement et à la restauration prothétique des pertes de substances molles ou osseuses, des mutilations et délabrements de la face, qu'ont accentués les combats sous tranchées de cette guerre, n'a pas échappé à l'observation du service de santé des armées. À cette époque, certains praticiens utilisent de la céramique comme matériau prothétique, comme l'a proposé quelques années plus tôt le médecin et chirurgien-dentiste stéphanois, Claude Martin (1843-1919). Ce dernier a apporté à la chirurgie maxillo-faciale la technologie de la prothèse et utilise pour la première fois les termes de « prothèse opératoire » donnant un véritable statut médical à la discipline. Il publie l'ensemble de ces protocoles thérapeutiques dans son livre De la prothèse immédiate appliquée à la résection des maxillaires (1889). Ainsi, il utilise la céramique pour réaliser des prothèses nasales après amputation de la pyramide nasale : la céramique est réalisée par applications successives de couches de pâte d'Allen que l'on fait cuire ou plutôt biscuiter au four sur une épaisseur d'environ 2 mm (Martin, 1889). La translucidité de la céramique simule la peau vivante et donne l'illusion de la réalité en colorant la dernière couche au pourpre de Cassius, à la mousse de platine, au précipité d'or ; et le brillant enlevé en exposant la pièce aux vapeurs de l'acide fluorhydrique (Martin 1889, cité par Benoist 1978, p. 438-441).

Mais, malgré les possibilités infinies de coloration, la « froideur » du matériau ne donne pas un assez bon rendu naturel. L'historien Claude Monestier[2] nous rapporte que le Dr Albéric Pont (1870-1960), responsable du Centre de chirurgie et de prothèse maxillo-faciale de Lyon durant la Grande Guerre, cherche à trouver un autre matériau destiné à mimer de façon plus exacte les caractéristiques de la peau. S'inspirant de la solution de Henning utilisée à l'époque dans l'industrie pharmaceutique pour fabriquer des ovules gynécologiques, il réalise par tâtonnements une pâte que l'on appelle encore « pâte de Pont ».

---

[2] Monestier C., « Modèles et utilisations des prothèses de la face », *Les gueules cassées : les médecins de l'impossible*, Paris, Le Cherche Midi, 2009, p. 13, 235-258.

Echelle chronologique	« avant »	guerre	« après »
Echelle individuelle	Figure	*Défiguration* « les gueules cassées » stigmate & témoignage de la guerre 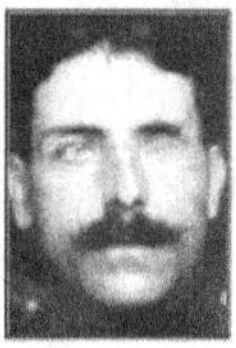	**Transfiguration** par le masque *(figurare : créer)* Hybridation : L'épithèse « masque » les conséquences de la guerre 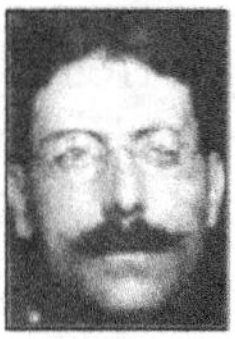
Echelle sociale	A : Vie sociale	B : Mort sociale RUPTURE à deux niveaux	C (et non A) : Vie sociale mais différente de l'état initial par le masque sinon mort sociale causée par la défiguration

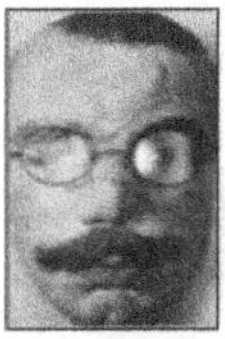

Prothèse faciale et liminarité

→

de la « mort symbolique à la vie »
accès à une autre identité
accès à une nouvelle vie

Tableau - « Gueules cassées » et application du principe de liminarité : l'expérience du masque facial permet le passage d'un corps stigmatisé à un corps normalisé. L'épithèse faciale, par son caractère symbolique qui dépasse sa simple conception matérielle, permet à l'individu de retrouver une identité et de renouer avec les interactions sociales.

Constituée *de gélatine pure, additionnée de glycérine et de quelques autres ingrédients, dont des pigments colorés sont destinés à obtenir la teinte de la peau*[3], la matière ainsi obtenue est très proche de la texture cutanée et présente une teinte « ambre foncé ». Il utilise aussi, pour fixer la prothèse sur le visage défiguré de ses patients, une colle artisanale de sa composition, constituée *de mastic en larme et de baume du Canada en solution dans de l'éther*[4].

Les greffes vont se développer pour remplacer toutes les pièces de notre organisme, nous transformant peu à peu en un *Robocop* au cœur artificiel, au visage recomposé, aux jambes articulées, aux implants choléaires et aux hanches prothésées. Mieux entendre, mieux voir et mieux vivre sont les résultats de ces hybridations technologiques sur notre propre corps pour restaurer son unité motrice et son efficacité maximale.

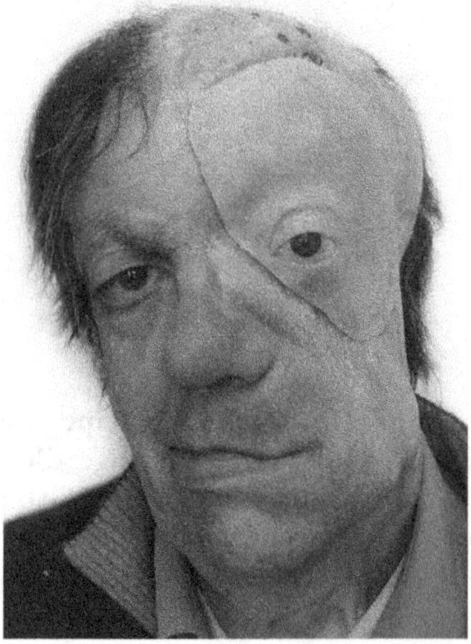

Épithèse fronto-faciale : la difficile reconstruction de l'identité vers la reconnaissance

---

[3] Monestier C., 2009. *Op. cit.*, p. 258.
[4] Benoist M., 1978. *Réhabilitation et prothèses maxillo-faciales*, Paris, éd. Prélat, p. 443.

3. Les artistes-médecins des visages

Dans cette discipline, le médecin n'est plus seulement un prothésiste, mais un artiste qui doit composer un nouveau visage. À la différence du Dr Frankeinstein, l'ajustement des prothèses en silicone doit être incarné : il faut tenir compte de l'âge, de la couleur de la peau et de son histoire clinique. La prothèse doit induire une sensation d'incorporation par une connexion « imaginaire » entre ce qui est propre au corps et ce qui ne l'est pas.

De *La métamorphose* du corps (Kafka) à la « mutabilité » des visages (Louise Lambrisch, Michel Houellebecq, David Bessis, Angelika Taschen) en passant par la mutation de nos tissus (au cinéma, Clive Barker, Poppy Z. Brite, John Shirley, Edward Lee, George Romero, Lucio Fulci, David Cronenberg et Peter Jackson), le vivant possède des potentialités mutantes (comme le *BioArt* d'Edouardo Kac, SymbioticA/TC&A, Art Orienté Objet… en témoignent) que la biotechnologie reproduit par sa maîtrise du vivant : transgénèse, culture de tissus, hybridation ou sélection végétale et animale, homogreffes, synthèse de séquences d'ADN artificielles, neurophysiologie, technologies de visualisation de la biologie moléculaire, OGM, clones (clonage reproductif), nouvelles espèces, mutations génétiques, transformations hormonales, dopages, sélection génétique des embryons… Tout notre imaginaire semble pouvoir se réaliser.

Ce contexte social de la mutation corporelle forme une nouvelle représentation du corps : un corps *biosubjectif* qui correspond à l'identité personnelle désirée.

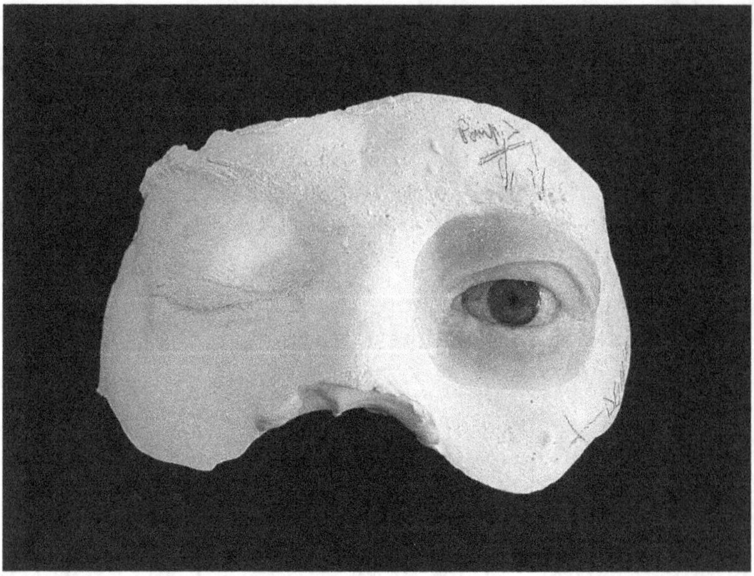

Maquette de prothèse oculo-palpébrale : travail sur modèle anatomique

Toucher à soi-même, c'est ainsi accepter d'être touché par la matière même et vouloir transformer sa matière pour produire, comme ORLAN, l'art plastique de soi. Pour elle, le bi(o)jou est un bijou charnel grâce à une self-hybridation : l'Art Charnel est un travail d'autoportrait au sens classique, mais avec des moyens technologiques qui sont ceux de son temps. Il oscille entre défiguration et refiguration.

Avec Self-Hybridation, ORLAN s'implémente sous la peau par les techniques de la chirurgie plastique et du morphing bio-informatique. *Cremaster*, réalisé par Matthew Barney de 1994 à 2002, met en scène la non-différenciation des sexes, les « cyborgs » et une humanité mutante. Il s'inscrit dans la chair parce que notre époque commence à en donner la possibilité. Le corps devient un « ready-made modifié » car il n'est plus ce ready-made idéal qu'il suffit de signer. L'Art Charnel ne s'intéresse pas au résultat plastique final, mais à l'opérationchirurgicale-performance et au corps modifié, devenu lieu de débat public.

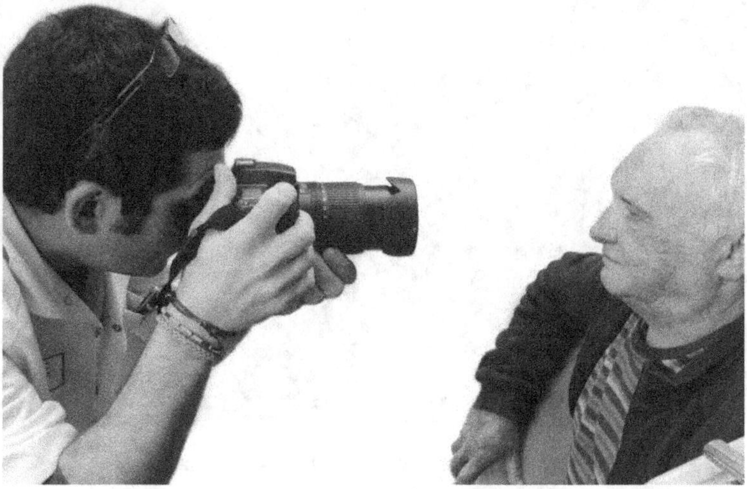

Photographie et ethno-sociologie médicale

L'Art Charnel n'est pas contre la chirurgie esthétique, mais contre les standards qu'elle véhicule et qui s'inscrivent particulièrement dans les chairs féminines, mais aussi masculines. L'Art Charnel est féministe, c'est nécessaire. L'Art Charnel s'intéresse à la chirurgie esthétique, mais aussi aux techniques de pointe de la médecine et de la biologie qui mettent en question le statut du corps et posent des problèmes éthiques[5].

[5] Propos d'ORLAN, [en ligne] sur : http://telemaquetime.free.fr/ArtCharnel.htm.

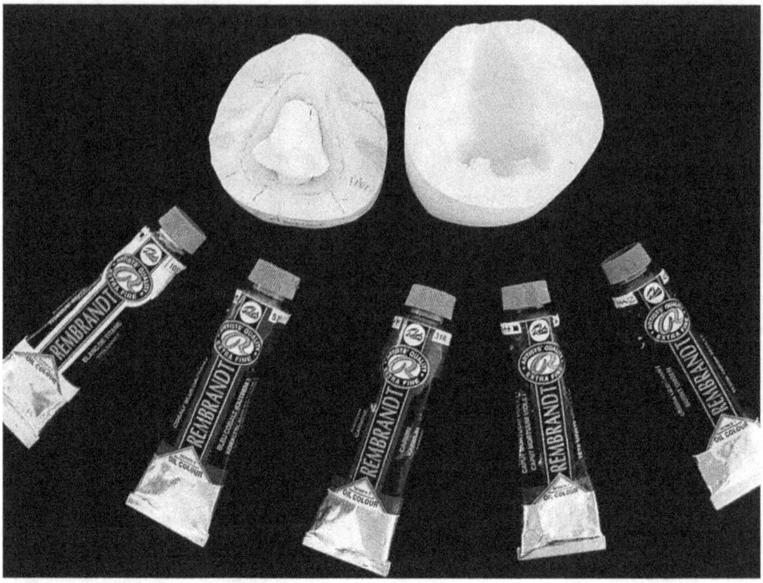

Préparation à la teinte dans la masse de la future prothèse en silicone

Mais la *Self Hybridation* prend désormais une double forme : d'une part, chirurgicale lors de la modification de l'image du corps, en l'occurrence le visage, et d'autre part fonctionnelle en proposant au corps de nouveaux modes d'action. L'art plastique de soi utilise ici les techniques des sciences de la vie. Le corps devient post-organique grâce à la bio-informatisation de ses fonctions. La prothèse devient une extension de la communication. Le schéma corporel devient extensible.

Ce *body hacking* devrait être distingué d'autres courants comme le posthumanisme qui veut se séparer entièrement du corps biologique et du transhumanisme qui veut opérer une mutation biologique du corps. Le *body hacking* est une hybridation du biologique et du technologique qui veut augmenter le corps en l'équipant et en l'implémentant sans abandonner l'enveloppe charnelle.

La position de l'hybridation est dite faible entre des positions extrêmes beaucoup plus médiatiques et qui font polémique dans les médias et réseaux. La thèse est de dire que, contrairement aux nouveaux prophètes, l'hybridation ne fait disparaître que certaines faiblesses et en introduit de nouvelles en nous rendant plus ou moins autonomes, ce n'est pas un mythe de l'éternité, mais des techniques pour tenter de s'éterniser.

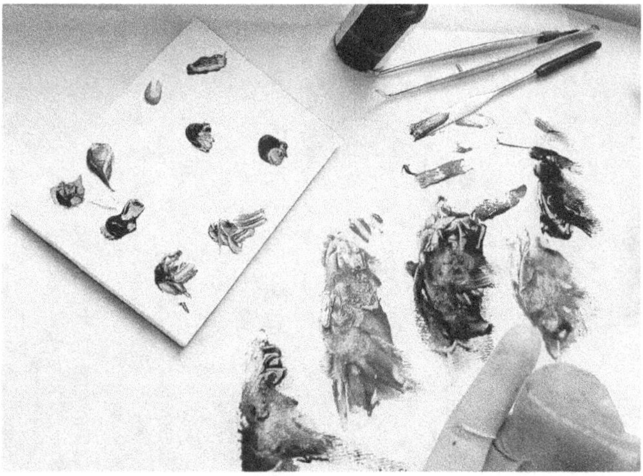

Teinte et maquillage du silicone pour la future prothèse

II - Des techniques

1. La plasticité organique des prothèses

La prothèse, en allant plus loin que le tatouage et la suspension, vient remplacer une partie du corps organique par un artefact mécanique ou bionique afin de restituer la fonction. Le corps peut être appareillé sur ses volumes, comme les lunettes ou les casques, mais la prothèse prend sa fonction lors de l'amputation ou face à une déficience, pour se substituer au corps naturel. La prothèse est artificielle et mécanique là où la greffe peut être uniquement naturelle et biologique, même lorsque le greffon provient d'une autre espèce que la nôtre. Une main artificielle articulée et une emboîture engainant l'avant-bras ont été retrouvées 4000 ans av. J.-C. sur une momie égyptienne. Au IIIe siècle av. J.-C., Serjius Silus, amputé de la main droite, se fit faire une main en fer. La jambe de bois de Capoue est doublée d'une gaine de bronze. Au XVe siècle, Léonard de Vinci dessinait un œil artificiel pendant que des horlogers suisses fabriquaient des mains articulées en fer forgé.

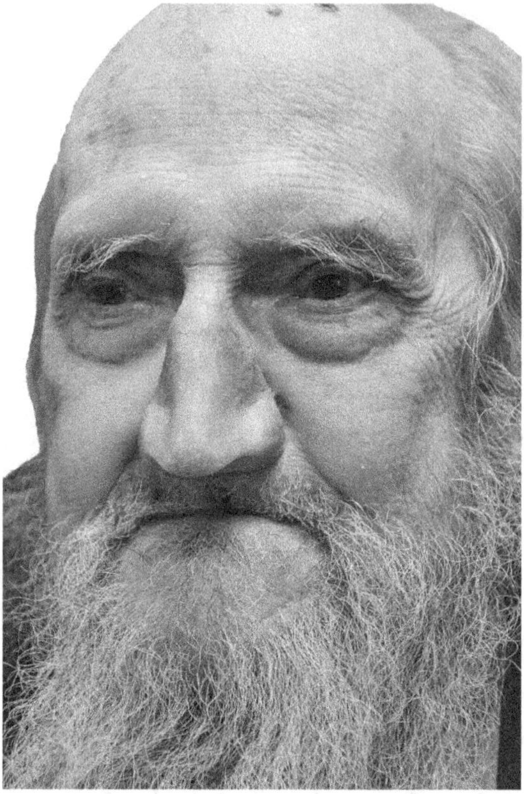

Épithèse nasale : intégration de l'hybridité

En 1504, le chevalier Gœtz, héros du poète allemand Gœthe, a la main arrachée par un boulet lors du siège de Landshut. Il la remplace par une prothèse à quatre doigts. Soixante-dix ans plus tard, un horloger suisse du nom de Charles Cusin crée un bras artificiel à la main articulée par ressort. Sur les champs de bataille, Ambroise Paré, chirurgien sous quatre rois, ampute, cautérise et remplace par des prothèses fonctionnelles les membres meurtris.

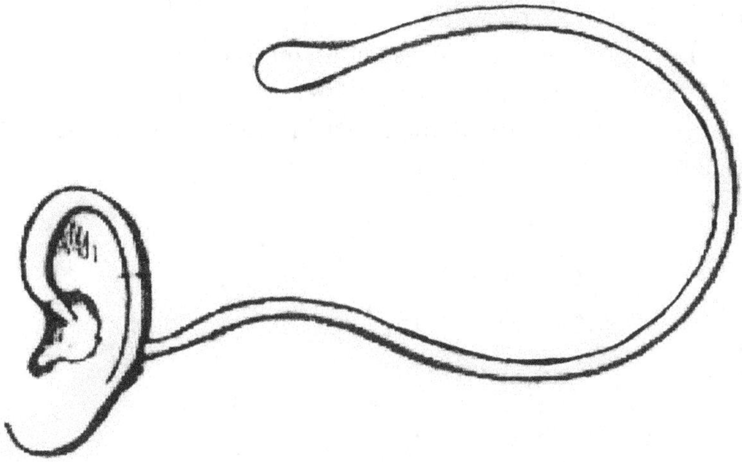

Prothèse auriculaire selon Ambroise Paré
(Paré A., *Œuvres complètes*, [1575] 1840, 632)

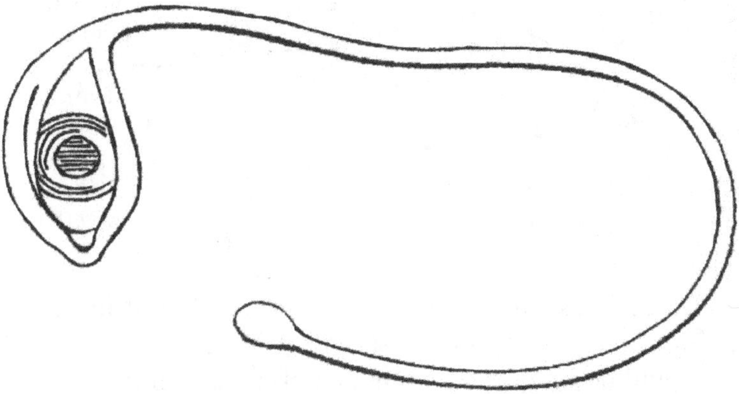

Eclepharon ou proto-épithèse oculo-palpébrale
(Paré A., 1840 [1575]. *Œuvres complètes*, p. 604)

Ambroise Paré confectionnait des pyramides nasales artificielles à partir de métaux précieux comme l'or et l'argent ; l'ensemble était recouvert de papier ou de linge collé. Des ficelles ou des lacets maintenaient la proto-prothèse nasale en passant derrière la tête. À côté de ces premières reconstructions nasales artificielles, il faut mentionner aussi la très célèbre intervention chirurgicale de Gaspare Tagliacozzi (1546-1599) qui proposa de greffer le nez nouvellement perdu grâce à un lambeau de chair situé au niveau du bras.

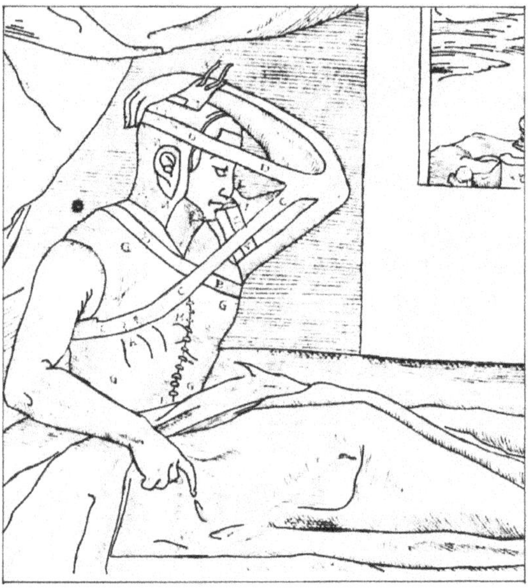

Chirurgie plastique du nez par lambeau brachial (Tagliacozzi G., 1597, *De curtorum chirurgia per insitionem*)

La prothèse demeure une chirurgie réparatrice plutôt qu'esthétique qui doit restaurer l'image corporelle de l'amputé de la guerre, comme celui de la Première Guerre mondiale, et lui assurer une autonomie sociale pour son intégration dans les emplois réservés.

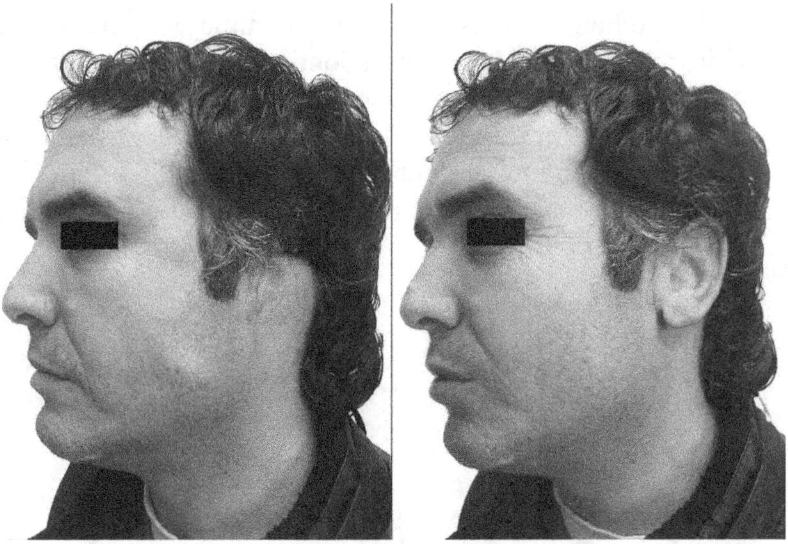

Amputation traumatique du pavillon de l'oreille et épithèse de reconstruction

La prothèse « locomotrice » rétablit le lien entre les articulations et leurs moteurs malgré le risque d'infection par l'insertion d'un corps étranger dans l'organisme. En 1947, la prothèse de la tête de fémur de Robert Judet vient remédier au handicap moteur des personnes âgées grâce à l'arthroplastie acrylique. Dès 1945, les prothèses pariétales utilisent des gazes métalliques pour refermer les plaies. Les artères artificielles, malgré la découverte de l'héparine comme substance anticoagulante physiologique, durent attendre les travaux de Voorhes, en 1952, pour introduire une tresse de fils de soie ; puis, aujourd'hui, de dacron et de téflon dans le cœur. En 1966, le cœur artificiel est une solution provisoire pour maintenir la vie. Les régulateurs internes reposent sur l'électrostimulation dont l'idée fut émise en 1872 par Duchenne de Boulogne. Il faudra attendre 1932 pour qu'Albert Hyman pose le principe du *pacemaker* et 1952 pour sa réalisation par Paul Zoll.

Pierre Fauchard est considéré comme le père de la chirurgie dentaire et de l'orthodontie modernes. Il fabrique aussi quelques prothèses faciales : pour cela, il utilise du papier mâché et de l'argent. Son œuvre en dentisterie est majeure et son intérêt pour la prothèse maxillo-faciale fait rentrer la discipline dans le champ d'activité des chirurgiens-dentistes.

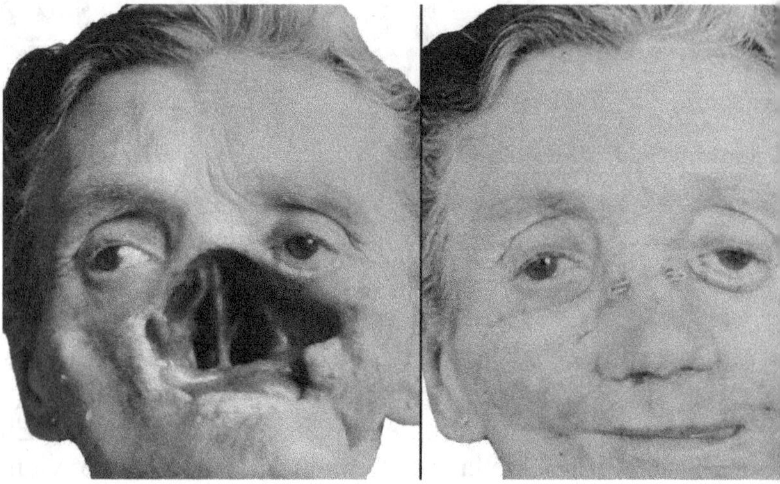

Perte de substance centro-faciale et prothèse « maxillo-faciale »

2. Une conception socioculturelle des prothèses

Au XIXe siècle, les chirurgiens se retrouvent confrontés avec les guerres napoléoniennes à de grands traumatismes faciaux impossibles à opérer à l'époque. À ce propos, Guillaume Dupuytren, chirurgien français, réalise de nombreuses prothèses des mâchoires esthétiquement réussies. Un cas célèbre de l'époque est celui d'Alphonse Louis ; artilleur sous Napoléon, il perd la totalité de la mandibule suite à une blessure par balle. Il se fait confectionner par un dentiste de l'armée une prothèse en argent reconstituant la lèvre inférieure, le menton, et qui s'articule avec l'arcade dentaire supérieure à l'aide de ressorts ; l'aspect esthétique était obtenu à l'aide de peinture, de vernis à huile, de poils de barbe et de moustaches postiches.

Par ailleurs, c'est grâce au développement industriel et à l'apparition de nouveaux matériaux au cours du XIXe siècle que les conditions de réalisation des prothèses faciales vont s'améliorer considérablement : plus esthétiques et fonctionnelles, elles deviennent un moyen thérapeutique efficace pour masquer les défigurations. Ces prothèses commencent à être fabriquées exclusivement par des chirurgiens-dentistes qui détiennent un savoir artisanal hérité des barbiers. L'or et l'argent, faciles à travailler mais lourds, rigides et inconfortables, font place à des matériaux plus légers et plus esthétiques.

En 1851, Goodyear, en incorporant du soufre au caoutchouc, obtient la vulcanite. Ce produit, facile à manipuler et à colorer, est employé sous sa forme dure ou souple (et dans ce cas maintenu par une armature métallique sous-jacente) jusqu'en 1945, non seulement pour des prothèses faciales mais surtout pour des prothèses dentaires. Apoléoni Préterre, lui aussi, utilise la vulcanite pour la confection des prothèses faciales dès 1866, et Kingsley aux USA en 1864. Ce dernier l'abandonne en 1879 pour le celluloïd. L'aspect naturel de ces prothèses est rendu possible par la peinture ; à ce propos, Martinier et Lemerle préconisent les couleurs à l'huile… blanc d'argent, laque carminée, jaune de Naples. Afin de faire sécher rapidement la couleur, il sera bon de tremper le pinceau dans de l'essence de pétrole et de délayer la teinte obtenue. Pour unifier, on passera le doigt chargé de ponce et de glycérine sur la peinture sèche et un lavage à grande eau terminera l'opération (Martinier P., Lemerle G., 1915).

Au XIXe siècle, les prothèses faciales bénéficient de la mise en œuvre de techniques jusque-là réservées à la prothèse dentaire conventionnelle, associées à la découverte de nouveaux matériaux. Afin d'obtenir des prothèses faciales adaptées au visage des patients défigurés, les praticiens sont confrontés au problème de l'adaptation prothétique, c'est-à-dire cet intime rapport qui doit être obtenu entre la peau du patient et le matériau de la prothèse afin de ne pas créer de hiatus, mais aussi à la difficulté de reconstituer des organes aux formes complexes. La solution trouvée est d'employer un procédé utilisé en prothèse dentaire, répandu au XIXe siècle mais connu des dentistes au XVIIIe siècle, à savoir la fonte à cire perdue permettant d'obtenir des objets métalliques d'une grande précision. Bien qu'apparue dans l'Antiquité, cette technique fut employée pour la première fois dans l'art dentaire certainement avec Claude Mouton qui, en 1746, dans son Essay d'Odontotechnie ou Dissertation sur les Dents Artificielles, évoqua le premier l'idée de protéger une dent délabrée à l'aide d'une coiffe en or parfaitement ajustée et réalisée sur mesure[1].

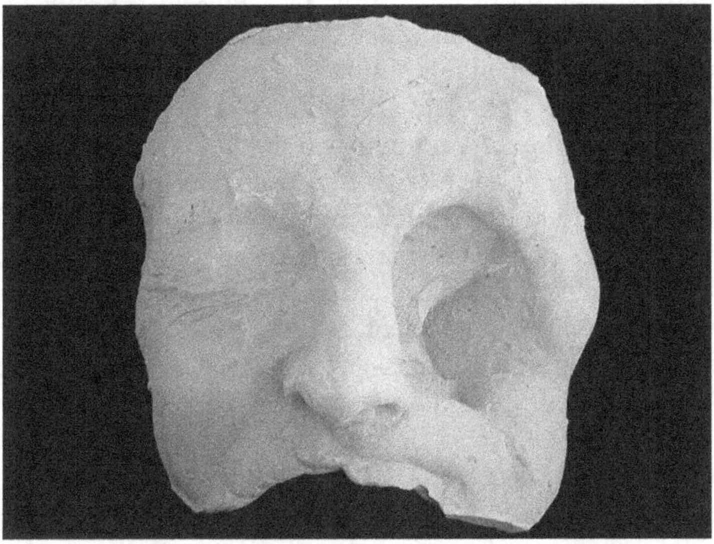

Modèle facial : base de travail de réhabilitation

Au XIXe siècle, des odontostomatologistes se mettent à fabriquer des épithèses selon ce procédé, en utilisant l'étain coulé ou encore l'argent peint dans un 2e temps, comme l'ont décrit Lecaudey, Schange et Lefoucoy. Ensuite, les progrès de la révolution industrielle permettent l'utilisation de matières semi-plastiques (comme la vulcanite ou le celluloïd) donnant une esthétique jusqu'alors inégalée en prothèse faciale et diminuant de façon significative le poids des épithèses. Le procédé de la fonte à cire perdue est conservé, mais le

[1] Destruhaut F., Pomar Ph., Toulouse E., Vigarios E., Dichamp J., « Épithèses faciales : approche fondamentale et bases thérapeutiques », *Médecine buccale*, EMC, Paris, Elsevier- Masson SAS, 22-066-B-56, 2013, p. 147-151.

métal en fusion ne remplace plus la cire préalablement fondue dans son moule : le terme de « fonte » est remplacé par « technique » à défaut de trouver d'autres mots pour qualifier ce procédé faisant appel à présent à la mise en œuvre de matières plastiques ou semi-plastiques. À la fin du XIXe siècle, certains cliniciens essaient de mettre en œuvre d'autres innovations, comme Claude Martin (1889) qui fabrique un certain nombre d'épithèses en céramique, matériau cosmétique à l'origine d'un bon rendu naturel. Cette technique est rapidement abandonnée du fait de la lourdeur des prothèses, mais il est opportun de souligner qu'elle venait directement du savoir-faire des céramistes dentaires qui commençaient, à la même époque, à ouvrir leurs boutiques aux États-Unis et en Europe. D'autres techniques faillirent remplacer le procédé de la cire perdue : certains cliniciens, dans les années 1920, nostalgiques des procédés de métallurgie, utilisèrent les principes de la galvanoplastie permettant de fins dépôts de métal, notamment de cuivre et d'argent, assurant la confection d'épithèses légères. Le principal défaut des épithèses en métal coulé de la fin du XIXe siècle, à savoir le poids, était alors contourné ; quant à l'esthétique, des méthodes de coloration par peintures mates cellulosiques solubles dans l'acétone étaient employées (Ponroy & Psaume, 1950). Cette technique fut ensuite abandonnée définitivement du fait des progrès considérables de la chimie organique, proposant aux spécialistes en prothèse maxillo-faciale des matériaux plastiques toujours plus souples, faciles à utiliser et dont la texture et la coloration permettaient un mimétisme inégalé avec les revêtements cutanés.

Henning (Vienne) propose également une méthode originale pour la restauration du nez, de l'oreille et des joues. Pour construire un nez artificiel grâce à cette méthode, il suffit, après avoir moulé la face du patient, de reconstruire en cire sur le modèle en plâtre, le nez (ou la partie) qui manque. L'appendice en cire est englobé dans un moule et un contre-moule afin de construire un appareil en vulcanite, ou un nez artificiel en caoutchouc. On fait fondre la cire et, dans l'espace laissé vide, on coule une pâte à base de gélatine et de glycérine, analogue à la pâte pour ovules de pharmaciens. On colore cette préparation (ocre jaune et vermillon) de façon à lui donner au préalable la couleur de la peau. Lorsqu'elle durcit, on retire le nez artificiel de son moule, on régularise les bords en enlevant les bavures et il ne reste plus qu'à l'essayer sur le patient. L'appareil est maintenu en place au moyen d'une colle composée de mastic en solution dans l'éther. Grâce à cette nouvelle méthode, l'appareil est construit rapidement, à peu de frais et très facilement. Le malade peut même apprendre à le fabriquer lui-même. Ces prothèses sont de consistance légèrement molle, dépressible ; bref, elles possèdent tous les caractères des tissus humains dont elles ont la qualité et l'aspect vivant (Monestier, 2009).

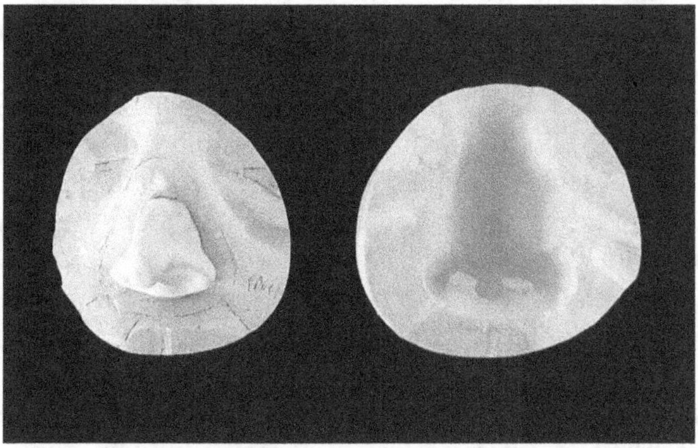

Moule en plâtre d'une future prothèse nasale

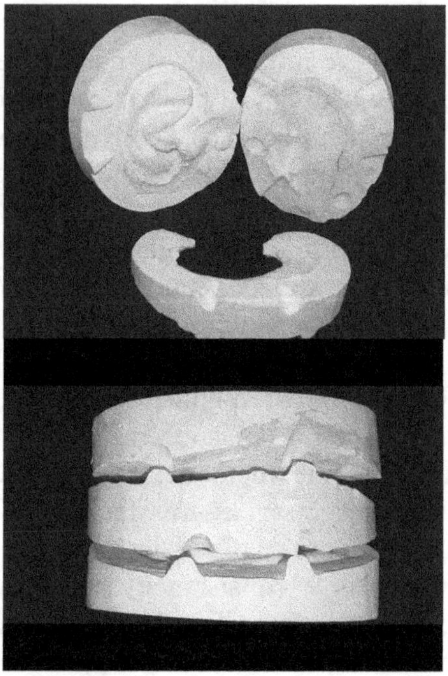

Moule en plâtre d'une future prothèse d'oreille

D'autres matériaux voient le jour à la même époque, comme le caoutchouc vulcanisé utilisé par l'Américaine Anna Coleman Watts Ladd (1878-1939) dès 1916, mais aussi l'acétate de cellulose, expérimenté par Bozo en 1917 (Zimmer, 2008), ou encore par Lapierre dix ans plus tard[2]. Ce dernier tente de donner aux prothèses faciales la qualité qui leur fait, selon lui, fondamentalement défaut, à savoir la mobilité : *La mobilité de la prothèse par rapport à la physionomie est obtenue par l'intermédiaire de fils et de lames métalliques coulissants, [...] de tubes arrêtés par des butées ou augmentées de ressorts de rappel en spirales, ou d'anneaux de caoutchouc [...]. Cette conception d'amortisseurs [...] est illimitée dans ses*

[2] Soulet H., 1973, *Reconstitution prothétique de la peau du visage à base de silicone.* Thèse de Doctorat pour le 3e cycle en Sciences odontologiques, Toulouse, Université Paul Sabatier, p. 15.

applications pratiques[3]. Pendant près d'un demi-siècle suivra une recherche constante, croisée entre la chimie organique et la discipline clinique prothétique, pour trouver le matériau « idéal » visant à « se fondre » dans le visage des patients : ainsi voient le jour le latex et les résines vinyliques dans les années 1940, le palamed® dans les années 1960 (dérivé souple de la résine méthacrylate de méthyle très utilisée de nos jours en prothèse dentaire), et surtout les silicones.

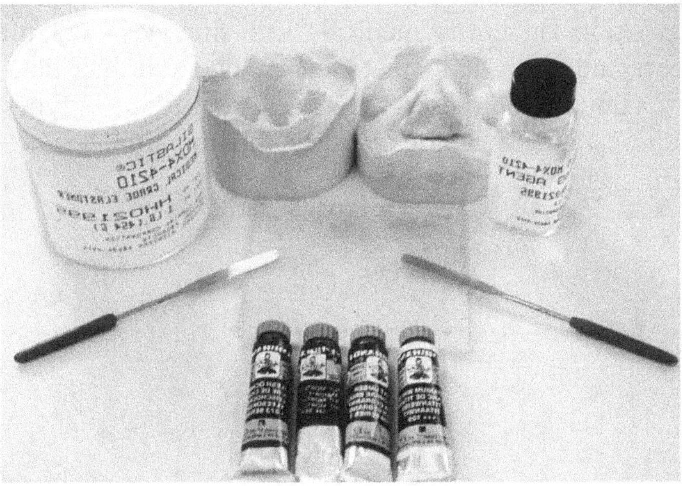

Préparation à la teinte dans la masse pour une prothèse nasale

Alors que le chimiste anglais Frederic Stanley Kipping (1863-1949) étudie de façon soutenue, à la fin du XIXe siècle, les dérivés de la silice, il faut attendre 1930 pour que des chercheurs de la *Dow Chemical* et de la *Corning Glass* mettent au point de nouveaux isolants électriques en combinant les propriétés du verre avec celles des plastiques organiques : les silicones sont nées. Pourtant, rien ne permet à cette époque d'imaginer leur utilisation

---

[3] Lapierre V., « Les prothèses faciales et les prothèses digitales en matière plastique souple », *Revue Française d'Odonto-Stomatologie*, 1957, p. 519-525.

en médecine : les premières applications sont destinées, à partir de 1943, à amortir les vibrations des outils de navigation de l'Air Force et à isoler les bougies des avions et des moteurs marins[4]. En 1959 est créé un centre *Dow Corning* destiné à la recherche médicale pour préciser et développer, en collaboration avec la recherche hospitalière, les indications des silicones en médecine et en chirurgie. La division des silicones médicales *Dow Corning* est créée un peu plus tard. En 1962, les élastomères de silicone *Silastic Médical* sont mis à la disposition du corps médical. Les silicones constituent encore aujourd'hui le matériau de choix utilisé dans la confection des épithèses, mais aussi pour d'autres types de prothèses, notamment les prothèses mammaires.

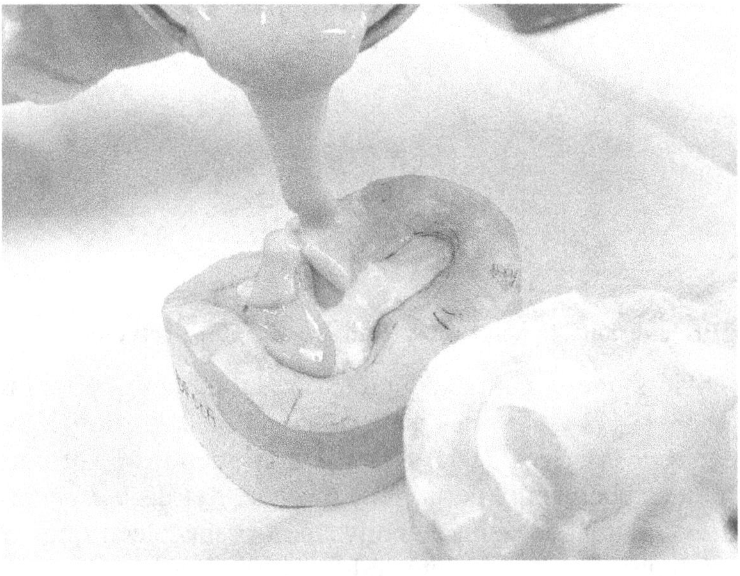

Mise en œuvre de la silicone dans son moule avant sa polymérisation

[4] Benoist M., 1978. *Op. cit.*, p. 444.

L'évolution qui s'ensuit est liée essentiellement aux progrès de la chimie organique avec la découverte de nouveaux matériaux : latex, polyvinylsiloxane, palamed, puis silicone dans les années 1970. Une véritable recherche dans les biomatériaux est lancée suite à la volonté des spécialistes de trouver un matériau qui ressemblerait le plus possible à la peau dans son aspect, sa texture et sa coloration. La silicone révolutionne la Prothèse Maxillo-Faciale, de par son mimétisme avec la peau et son élasticité. Également, du point de vue de l'institution médicale, la PMF devient une discipline autonome intégrée dans des services de chirurgie maxillo-faciale et de chirurgie dentaire.

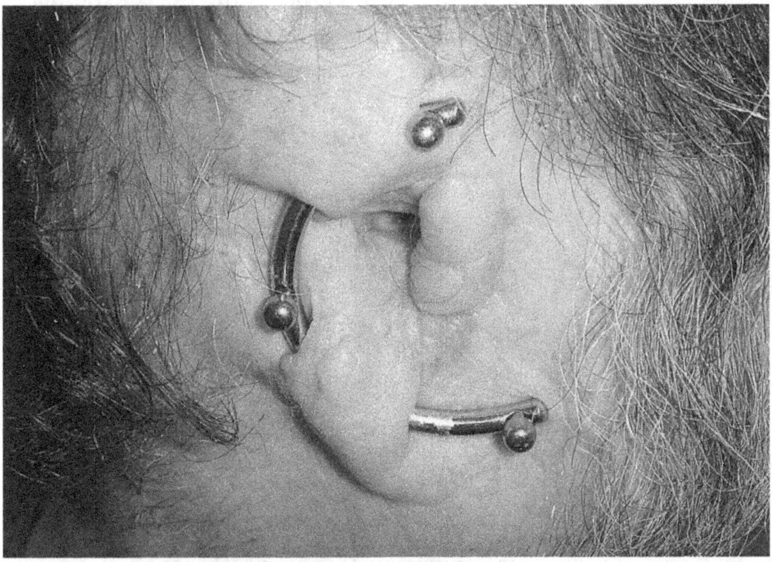

Les prémices de l'implantologie extra-orale : la barre d'Ombredane (Cl. Jacques Dichamp)

Elle n'est plus seulement une médecine de guerre liée à la traumatologie : elle devient aujourd'hui une thérapeutique incontournable et complémentaire de la chirurgie carcinologique (notamment pour l'oncoréhabilitation). Considérée comme une spécialité de référence et élitiste en Chirurgie dentaire, elle témoigne d'avancées scientifiques importantes, notamment en ce qui concernent la CFAO (conception et fabrication assistées par ordinateur) et la réhabilitation par épithèse implanto-portée, lui conférant un certain niveau de prestige et de respectabilité compte tenu de la complexité des cas cliniques pris en charge. La première épithèse implanto-portée (c'est-à-dire une prothèse faciale fixée sur la peau grâce à des implants vissés et ostéointégrés dans l'os) a été réalisée en 1979 par Tjellström. Il s'agit d'une prothèse d'oreille sur implants positionnés au niveau de la mastoïde : une barre en or relie les deux parties supérieures des implants qui émergent de la peau et l'épithèse vient se « clipper » au niveau de la barre. Quelques années après, un autre système verra le jour avec la mise en œuvre d'aimants.

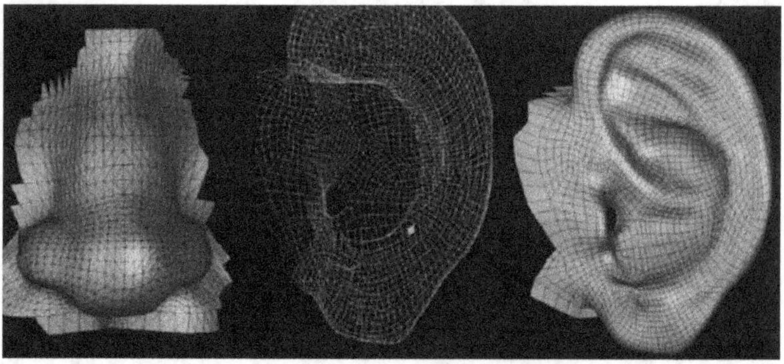

Modélisation tridimensionnelle de futures prothèses (Bou, Pomar)

Aujourd'hui, ces techniques implantaires sont élargies à l'ensemble des régions faciales, mais ne sont pas systématiquement utilisées, la radiothérapie, limitant ce procédé. Elles témoignent d'une collaboration étroite entre les deux modes de réhabilitations, faciale et corporelle

(Chirurgie/Prothèse) : on parle de prise en charge multidisciplinaire ou encore de symbiose chirurgico-prothétique réelle, à l'heure actuelle dans les grands centres hospitaliers ; beaucoup moins, malheureusement, dans les centres plus modestes. Le rapprochement entre le Chirurgie et la Prothèse est si important dans les pays anglo-saxons que la PMF est considérée comme une branche de la Chirurgie plastique (Thomas, 1994).

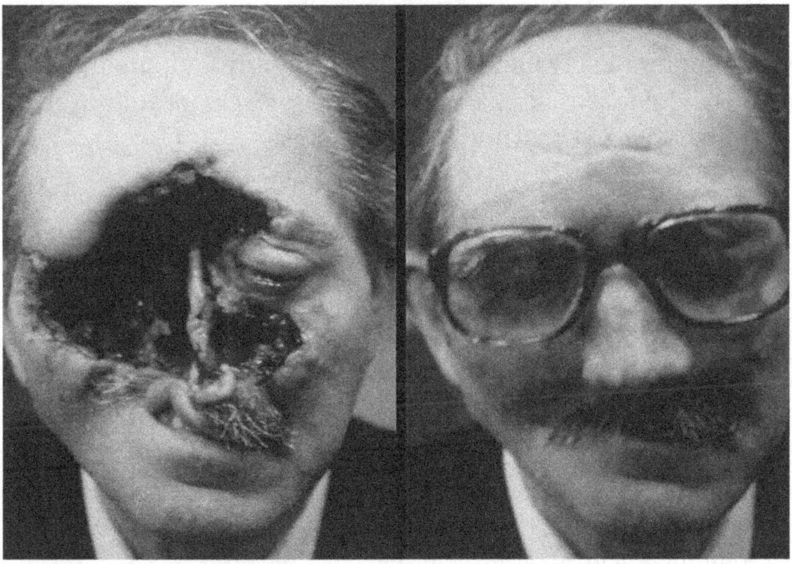

Épithèse faciale : masque facial

3. Des empreintes numériques à la bionique

Les avancées de l'imagerie médicale et des techniques informatiques permettent désormais de travailler les données cliniques des patients et en particulier les images tomodensitométriques, les photographiques 3D, les saisies lasers (en réalité tous les fichiers « Dicom ») pour effectuer des reconstructions volumiques tridimensionnelles des structures anatomiques.

Aujourd'hui, la CFAO séduit de nombreux praticiens en réhabilitation prothétique, tout comme elle a pu déjà séduire un grand nombre d'individus dans d'autres domaines, qu'ils soient médicaux ou non. Rapidité, infatigabilité, capacité de calculs, voilà autant de critères qui semblent faire de la CFAO un moyen technologique bien supérieur au travail de la main et de la pensée. Le geste humain absent et la réflexion réduite, cela a tout l'air d'une histoire monotone dans laquelle l'homme se perd volontairement au profit de la machine. La main de l'homme est remplacée : il est légitime d'émettre une inquiétude sur la façon de « penser » la prothèse et de « panser » les souffrances des patients.

L'utilisation de la CFAO doit donc rester raisonnée : elle va engendrer une refonte en profondeur de la prothèse maxillo-faciale qui ne devra pas perdre de vue l'indispensable réflexion prothétique et l'accompagnement du patient.

La première phase de la CFAO est une étape de conception assistée par ordinateur (CAO) permettant une reconstruction et une simulation tridimensionnelle. Le scanner et l'empreinte optique occupent une place de choix dans l'acquisition des données en prothèse maxillo-faciale et résultent, pour le premier procédé, du phénomène d'absorption des rayons X et d'un codage informatique. L'évolution des appareils d'imagerie se fait vers la rapidité, une large couverture anatomique, des coupes encore plus fines, une meilleure résolution temporelle, la réduction des artéfacts de mouvement, une meilleure résolution spatiale et une vitesse de traitement toujours plus grande de données toujours plus nombreuses. Aujourd'hui, la tomographie volumique numérisée à faisceau conique (ou *cone beam*), qui révolutionne la pratique odonto-stomatologique, ne peut avoir que des applications limitées en prothèse maxillo-faciale, car elle reste insuffisante pour l'étude des parties molles en cas de lésions franchissant la limite osseuse, contrairement au scanner ou l'imagerie par résonance magnétique (IRM).

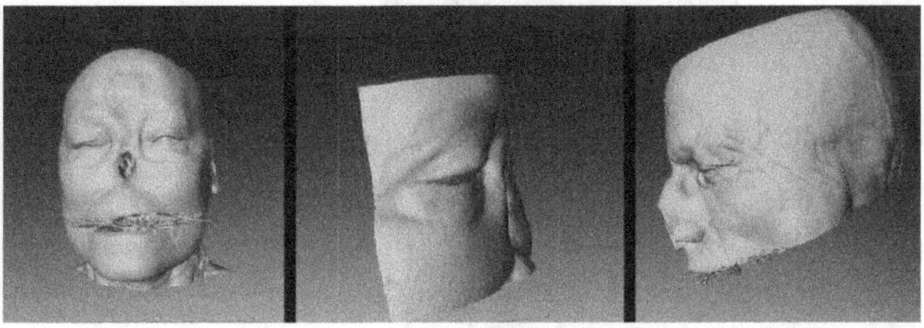

Modélisation anatomique tridimensionnelle de moulage facial (Bou, Pomar)

Les données du scanner, une fois acquises, sont traitées par des logiciels informatiques permettant l'obtention de reconstructions virtuelles tant surfaciques que volumétriques tridimensionnelles. En prothèse maxillo-faciale, les pertes de substance faciale, qu'elles soient nasale, oculo-palpébrale, auriculaire, nécessitent une reconstruction dite *isosurface*. La reconstruction tridimensionnelle effectuée sera exportée sous un format de maillage qui puisse être reconnu par un logiciel de simulation tridimensionnelle afin de concevoir une future épithèse (Bou et *al.*, 2004).

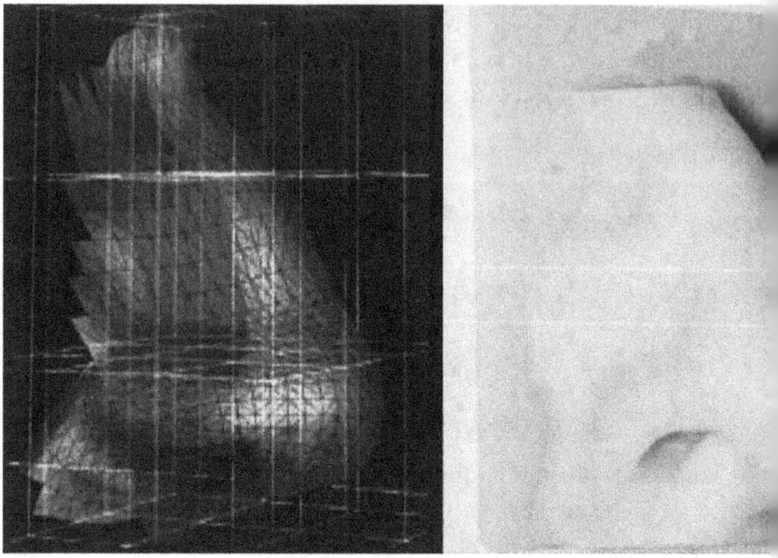

Conception et fabrication assistée par ordinateur d'une prothèse nasale (Bou, Pomar)

La deuxième étape est la FAO : le praticien simule virtuellement un nouveau modèle anatomique. Cette technique est très intéressante car elle est d'un intérêt thérapeutique et psychologique non négligeable pour le patient qui peut participer au choix de la forme de l'épithèse. Ce moyen technologique l'implique dans son traitement, lui permet de se projeter et l'aide dans l'apprentissage d'un nouveau schéma corporel. Une fois la prothèse fabriquée virtuellement, les données informatiques sont transmises à un automate qui sculpte dans des blocs de résine les maquettes sur mesure selon le principe de la stéréo lithographie.

Un autre procédé existe également : il s'agit du *drop-on-demand-inkjet*, dans lequel les prothèses sont fabriquées par un procédé de jet de gouttes couche par couche. Si la réalisation de la prothèse reste l'objectif terminal de la CFAO, la réalisation non pas de la prothèse mais de son moule, est peut-être la passerelle vers l'avenir.

La bionique humaine est l'intégration de dispositifs mécatroniques au corps humain par l'utilisation des technologies de l'électronique, de l'informatique et de la mécanique. Selon I. Mironov, l'implant cybernétique doit résoudre à la fois les niveaux moteur et cellulaire : l'imitation de la nature s'inscrit dans un projet connexionniste où il convient d'introduire l'ordinateur dans le corps et le cerveau, soit en le reliant à l'énergie du système nerveux, soit en le connectant à un moteur externe et régulateur.

La mise au point d'un micro-stimulateur facilite la récupération des fonctions chez les patients atteints de dysfonctionnements neuromusculaires. Avec cet implant électronique capable d'activer un neurone, a déjà été conçu un œil électronique qui n'a besoin ni de la rétine ni du nerf optique pour redonner la vue aux aveugles. À l'aide de lunettes munies d'une petite caméra et d'un contrôleur miniature qui envoie à l'implant des signaux par fréquence radio, le non-voyant arrive à situer des objets et des personnes dans l'espace. Dès que le sujet enlève les lunettes, il n'y parvient plus. La caméra transmet l'information à la puce implantée dans le cortex visuel. Celle-ci communique ensuite les messages au cerveau.

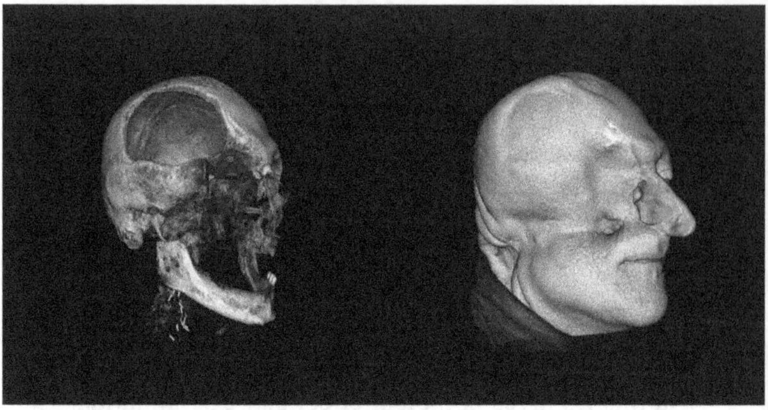

Modélisation tridimensionnelle d'un défect cranio-facial (El Kesri, Pomar)

4. Fabrication des épithèses d'aujourd'hui

4.1. Le moulage facial

Cette étape décisive reste pour nous un acte délicat qui présente certains risques pour le patient. Elle doit se dérouler dans un milieu adapté et nécessairement sous contrôle médical. Le moulage se définit généralement comme un objet destiné à reproduire la forme, le volume et la dimension d'un autre objet, ou bien une partie du corps humain. Il existe deux types de moulages : négatif ou positif. Dans le premier cas, il s'agit d'une empreinte qui « moule » ou englobe un objet. Cette empreinte, une fois réalisée, doit être remplie d'un nouveau matériau pour obtenir le deuxième moulage, réplique du premier objet ou *duplicata*.

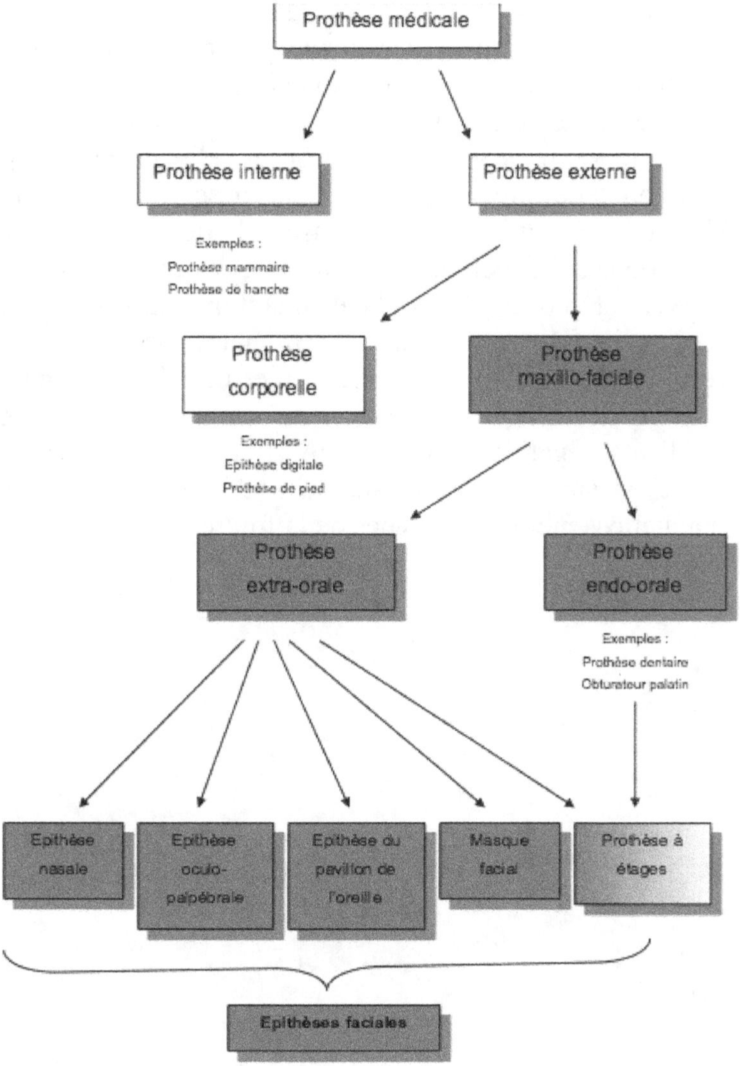

Classification typologique des prothèses

Davantage qu'un objet, le moulage est aussi une action, un ensemble de mouvements, une séquence de gestes destinés à positionner sur un corps un matériau fluide, plastique ou semi-plastique, capable de durcir en quelques minutes. Une fois « pris », ce matériau d'enregistrement doit être retiré ; c'est ce que l'on appelle le démoulage. Les procédés techniques en prothèse maxillo-faciale s'appliquent parfaitement à l'ensemble de ces définitions, mais pour éviter certaines confusions, d'autres termes sont souvent employés : le moulage en tant qu'action est appelé « empreinte », tout comme le moulage négatif qui en résulte. Quant à la réplique du sujet initial, il est appelé *modèle positif* (par opposition à l'empreinte qui est un duplicata négatif du modèle initial) ou *modèle de travail*, car c'est sur celui-ci que seront réalisées les différentes maquettes en cire, prototypes de la future prothèse.

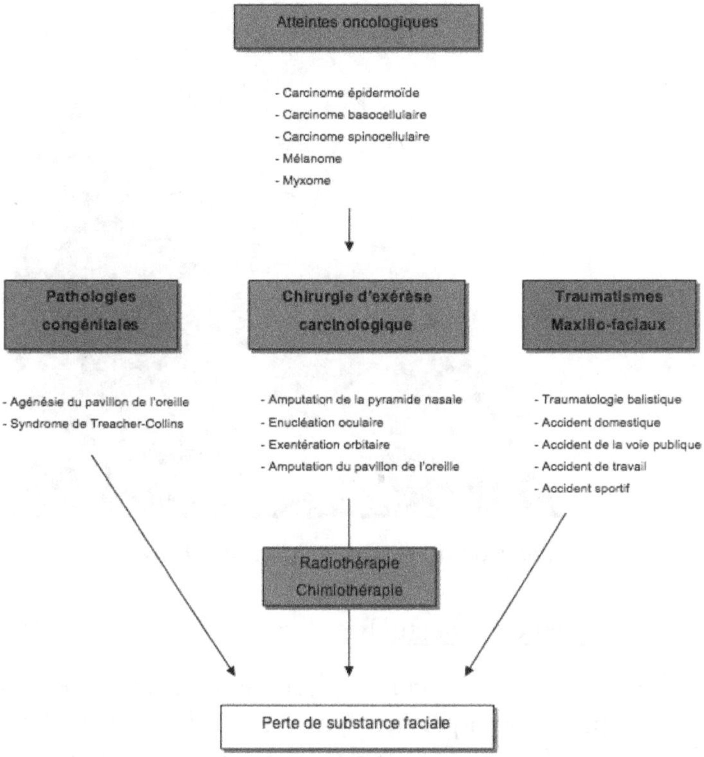

Étiologies actuelles des pertes de substance faciale

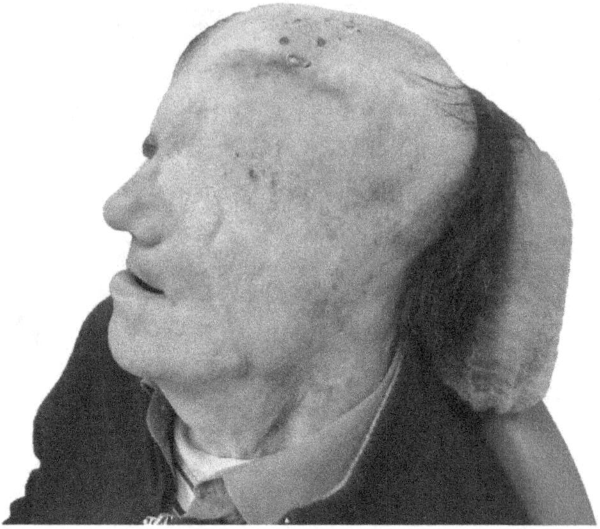

Perte de substance hémi-cranio-faciale

4.2. Séquençage gestuel

Avant de commencer, il faut rassurer le patient déjà meurtri psychologiquement par un lourd passé médical et chirurgical. Il s'agit d'être vigilant aux moindres signes d'angoisse et d'étouffement. Certaines précautions de base sont donc à envisager : lorsque l'empreinte faciale est totale, il faut s'assurer de la ventilation. Pour cela, une canule (la plus courte possible, « espace mort », et d'un diamètre supérieur au diamètre du petit doigt du patient, « diamètre approximatif de la trachée ») est insérée dans la cavité buccale afin que le patient puisse respirer convenablement le temps de l'empreinte. Le soulèvement du thorax lors de la respiration devra être à tout moment observé. Il est important de s'adresser au patient durant la prise d'empreinte afin de le rassurer. La perte de substance est aussi minutieusement examinée, à la recherche d'une communication avec les voies aérodigestives, mais aussi de pertuis avec les sinus maxillaires, frontaux, ethmoïdaux, facteur de fracture de matériaux à empreinte.

Il est impératif de réaliser un comblement des contre-dépouilles de la perte de substance à l'aide de compresses vaselinées ou légèrement humidifiées (celles-ci sont comptées) afin d'éviter que le matériau d'empreinte ne se fracture, mais aussi fuse dans les voies aérodigestives. Dans le cas d'association à une prothèse obturatrice, celle-ci devra être réalisée avant et être mise en bouche lors de l'empreinte afin que le volume global soit conservé.

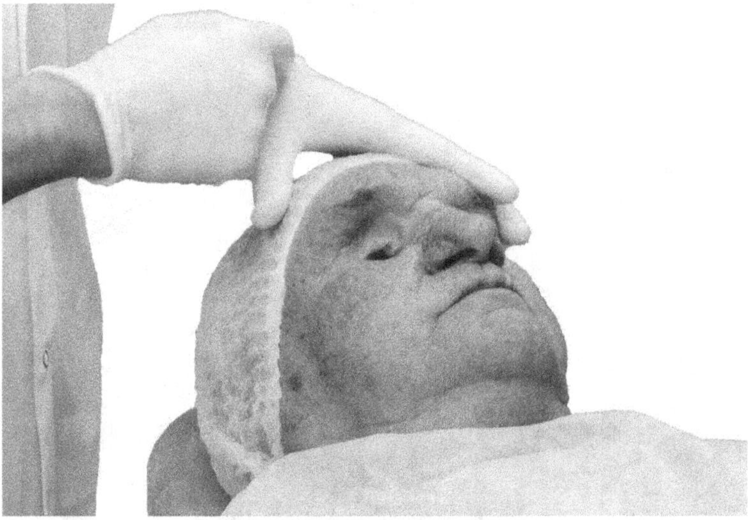

Préparation au moulage facial

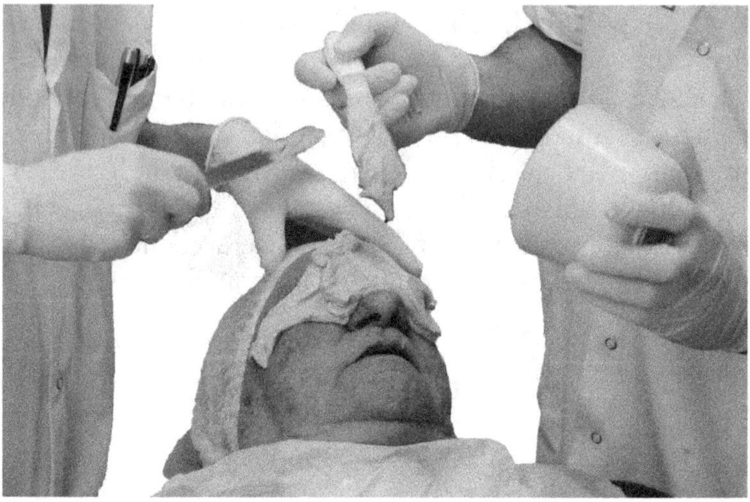

L'empreinte faciale

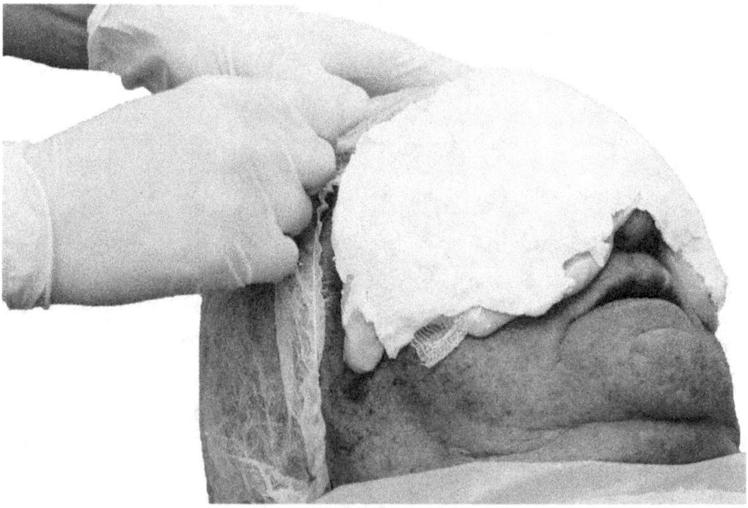

Chape de recouvrement de l'empreinte faciale

Pour réaliser l'empreinte faciale, un travail à quatre mains est souvent indispensable. Plusieurs bols d'alginate à prise rapide sont tout d'abord préparés : un mélange de poudre et d'eau permet d'obtenir une empreinte fidèle du visage du patient en se gélifiant en plusieurs dizaines de secondes au contact de sa peau. Les doses préétablies à l'aide d'un verre doseur ne doivent pas être forcément respectées : il est souvent bon de saturer l'eau de poudre afin d'obtenir un mélange plus fluide. L'alginate est déposé par fragments, étalé sur le visage du patient (par exemple, de la périphérie à la perte de substance, afin que ce dernier puisse s'habituer à « l'emprise » de l'alginate) et l'on termine par le contact avec les voies aérodigestives avec un « *live pot* » pratiquement gélifié (ce qui permet finalement de travailler sans tuyau). Une fois l'alginate totalement déposé, une compresse déroulée est positionnée par-dessus afin de servir de maillage de rétention entre la couche d'empreinte à l'alginate à la future chape en plâtre positionnée par-dessus. Pour cela, on prépare préférentiellement du plâtre à prise rapide. Il s'agit de déposer délicatement le plâtre en surépaisseur afin de réaliser « le porte-empreinte » : en durcissant, ce matériau, véritable chape de recouvrement, rend « solide » l'empreinte qui n'est alors plus sujette à des variations dimensionnelles lors de son retrait.

Une fois le plâtre pris (vérifié par la palpation et la mise en évidence de la prise exothermique), l'empreinte est détachée délicatement du visage du patient, les compresses sont retirées et comptées, l'empreinte est analysée, désinfectée puis conditionnée dans un sac hermétique où règne une légère humidité afin d'éviter une déformation dimensionnelle avant la coulée des modèles en plâtre.

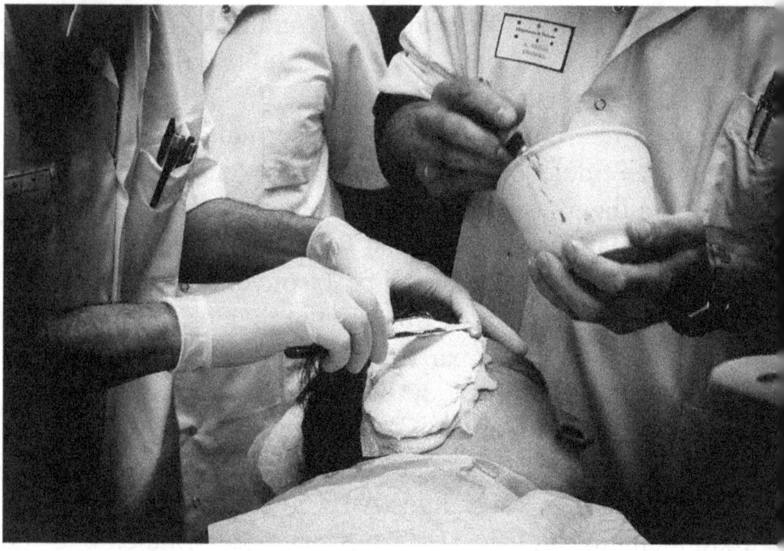

L'empreinte faciale : un travail d'équipe et un temps fort pour le patient

4.3. Essayage de la maquette en cire

Le patient, au cours d'une nouvelle étape clinique, va découvrir la maquette en cire, véritable prototype de la future épithèse. Il s'agit de positionner la prothèse sur son visage et de modifier éventuellement la forme, en accentuant les plis et les sillons par exemple. Une fois les modifications apportées, le patient est invité à se regarder dans le miroir. Il est souvent étonné car il assimile la maquette à la prothèse : cette maquette paraît « sans vie », et cet essayage (quand il s'agit de la première prothèse réalisée pour le patient) peut générer une inquiétude quant au résultat final. Il faut donc préalablement rassurer le patient quant au résultat esthétique et insister sur le fait que la cire sera remplacée par un matériau, la silicone, plus proche esthétiquement de la peau grâce au maquillage.

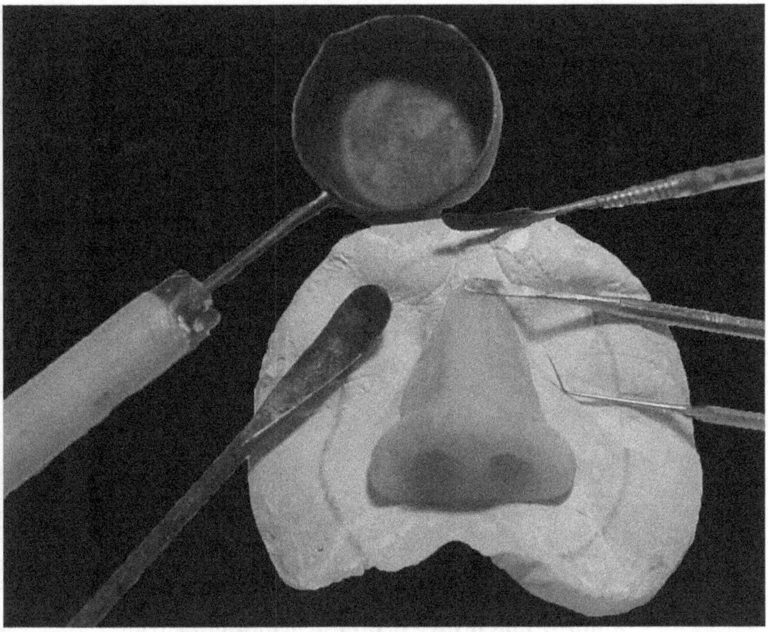

Sculpture d'une maquette en cire

Dans les cas de prothèses oculo-palpébrales, une attention particulière devra être observée quant à l'horizontalité de la ligne bipupillaire et de la position de chaque canthus. Pour les prothèses nasales, la grandeur de l'arête nasale et l'importance du dôme devront être évaluées par une analyse conjointe du praticien, du patient et d'un tiers. Enfin, dans les cas de prothèses auriculaires, il faudra être vigilant au respect de la symétrie, notamment au niveau de la dimension des pavillons et de leur positionnement.

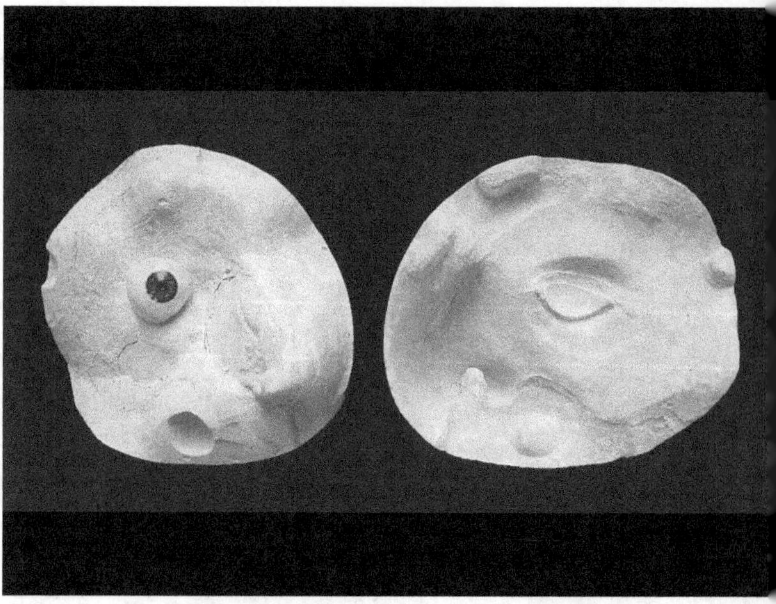

Moule d'une future prothèse oculo-palpébrale

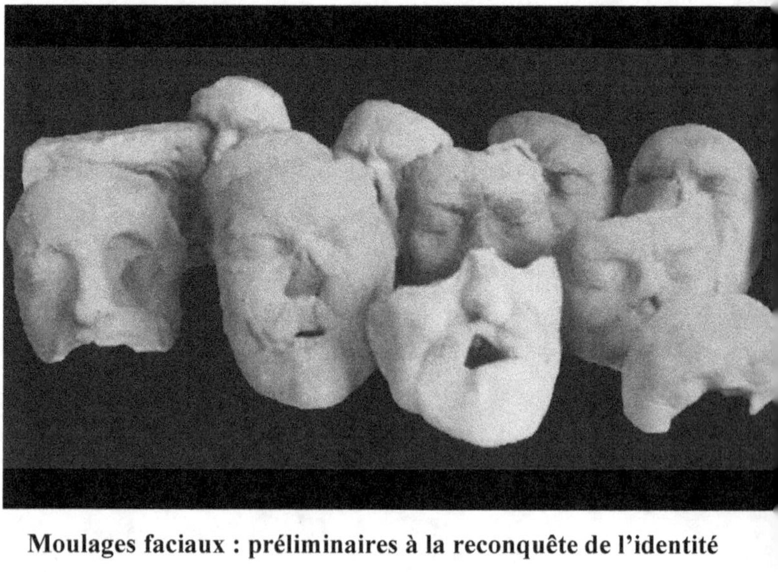

Moulages faciaux : préliminaires à la reconquête de l'identité

4.4. Choix d'une teinte de base

Choisir et reproduire une couleur faciale nécessite de déterminer une couleur de base, c'est-à-dire une couleur globale incorporée à l'aide de pigments minéraux lors de la mise en œuvre du silicone ; puis il s'agit de réaliser, lors d'une étape clinique ultérieure, un maquillage de surface afin de reproduire les multiples variations de teintes ainsi que les réseaux capillaires et veineux.

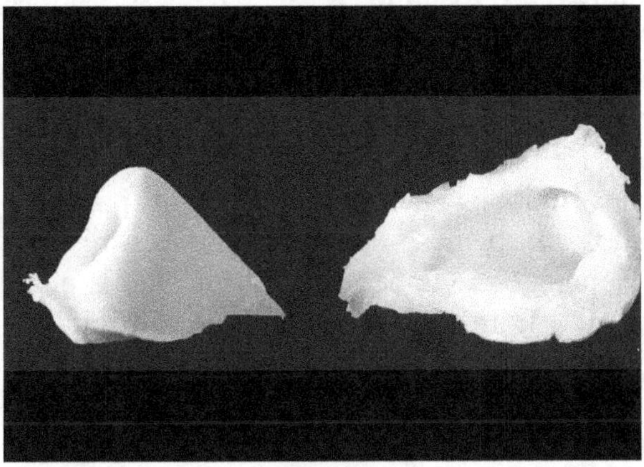

Épithèses nasales non ébarbées à la sortie des moules après polymérisation

Concernant le choix de la teinte de base, il faut observer attentivement la gradation de la peau du patient en essayant d'en identifier la saturation (intensité de la couleur), la teinte et le contraste (du clair au foncé) ; idéalement, cette analyse colorimétrique se fait par vitropression, cette technique permettant de chasser toutes les composantes chromatiques vasculaires et d'avoir la teinte de base idéale. Une fois la couleur globale identifiée, certains cliniciens proposent de prendre une photographie du patient, maquette en place, le tout sur fond blanc afin d'avoir un rappel visuel lors de la mise en œuvre au laboratoire de la silicone.

4.5. Maquillage de surface

L'étape de maquillage de surface se réalise en présence du patient. Elle fait intervenir un autre type de silicone dit « de type A ». Ce matériau est une colle à froid qui, mélangée à des pigments à l'huile, va constituer une couche teintée se rapprochant au mieux des particularités colorimétriques de la peau du patient. Le maquillage de surface nécessite un mélange artistique de différents pigments colorés à l'huile ; ainsi, il est utilisé classiquement de la terre de Sienne naturelle ou brûlée, du rouge vermeil, du bleu de Prusse, de la tête morte violette, auxquels certains ajoutent d'infimes quantités de terre d'ombre brûlée. Le mélange s'applique sur la silicone de base par touches digitales successives. Il s'agit, par ajout de zones rouges ou bleues, de reproduire les réseaux capillaires et veineux et certaines particularités de la peau. Quant aux peaux noires, elles sont très difficiles à reproduire et à maquiller tant les variations sont multiples. De façon plus objective, les difficultés rencontrées pour imiter ce type de peau peuvent aussi s'expliquer par manque d'habitude de la part des praticiens. Une fois le maquillage de surface réalisé, il faut attendre la prise complète de la silicone de type A. À ce maquillage de surface peuvent être rajoutées d'autres caractérisations cutanées, à savoir des cils, des sourcils ou encore moustaches et barbe. À noter que de nombreuses techniques de colorations existent et diffèrent notamment par le type de pigments utilisés qui « dénature » plus ou moins les propriétés intrinsèques de la silicone amenant à un vieillissement prématuré, les pigments les plus purs donnant à long terme le résultat chromatique le plus durable.

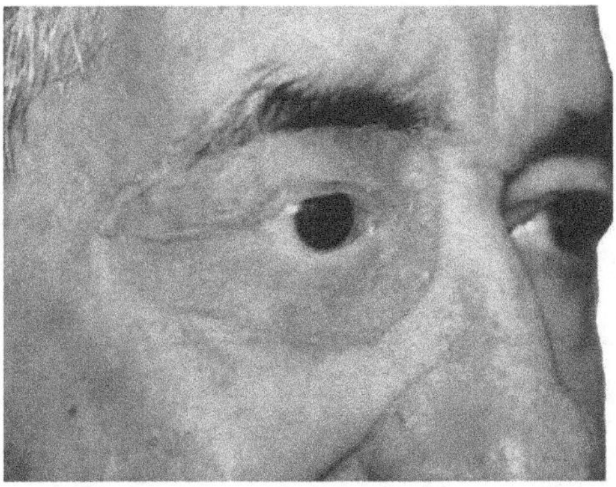

Essayage d'une prothèse de la région orbitaire

Certaines équipes n'étant pas adeptes du maquillage superficiel, préfèrent une technique dite « en un jet » en réalisant une mise en moufle avec le patient au fauteuil. On crée sa couleur en mélangeant les différents pigments et la silicone sur une plaque de verre et on la compare directement aux structures cutanées du patient. Une fois le résultat chromatique espéré atteint, la silicone pigmentée est mise en place dans le moufle au niveau de la région considérée. Cette étape est réalisée sur quatre à cinq zones pour une prothèse du pavillon de l'oreille, la mise en place de la contrepartie étant suffisante à lier la silicone et la « couleur ».

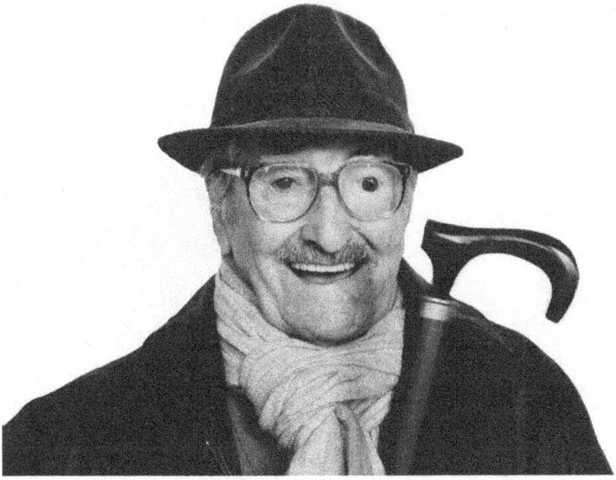

Hybridation et approche centrée sur la personne

III - L'auto-santé de la personne hybride

On emploie deux catégories de termes médicaux pour qualifier les « masques » à usage médical : les *prothèses plastiques faciales* et les épithèses. La *prothèse* (du grec *pro* : « au lieu de » et *tithêmi* : « je place ») est un « dispositif de remplacement d'un organe ou d'une partie du corps, reproduisant la forme et si possible redonnant les mêmes services fonctionnels » : elle devient *plastique* (du grec *plastein* : « former, modeler ») de par son action à remodeler l'image d'un visage.

D'autre part, à côté des visages « prothésés », la chirurgie est divisée en deux catégories qui ne peuvent exister en prothèse maxillo-faciale, à savoir la Chirurgie esthétique et la Chirurgie plastique. La première est destinée à des patients sains : elle est vouée à embellir le corps. Elle répond à des normes socioculturelles reposant sur une perception narcissique du corps. La seconde s'applique, comme pour la prothèse, à des individus malades, c'est-à-dire témoignant d'une altération du corps considérée comme une affection. La prothèse plastique s'adresse elle aussi à des individus malades, tant sur le plan physique que psychologique.

Aujourd'hui, on emploie plus volontiers le terme d'*épithèse* (de la contraction d'« épiprothèse », la « prothèse des extrémités », du grec *epi* signifiant : « sur », « au-dessus », « à l'extrémité de »). Il s'agit d'un dispositif de remplacement d'un organe situé à une extrémité du corps, et, en fonction de l'organe de la face remplacé, on distingue plusieurs types d'épithèses.

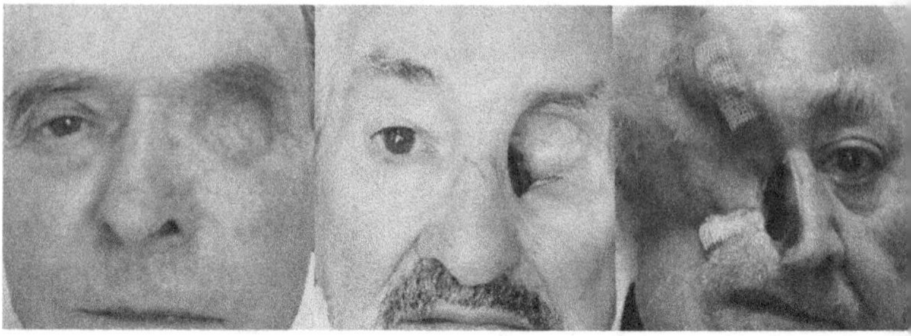

Vivre avec un visage mutilé…

Le visage du malade possède une dimension en 1e personne en développant en propre et malgré nous son activité, comme en témoigne la douleur irrépressible ou l'évolution irréversible de la maladie chronique. En devant vivre avec son visage, le malade chronique supporte le visage qui vit en 1er personne sans qu'il ne parvienne à entièrement contrôler son activité :

Le visage perçu par une 3e personne (Face diagnostiquée)

Le visage décrit par la 1e personne (Apparence perceptuelle)

Le visage vivant en 1e personne (Santé du vivant)

Le corps vivant agit en 1er personne à l'insu du sujet conscient et contre sa volonté par l'effet de la dégradation progressive de la santé de son visage : en devenant chronique, la maladie du visage peut être décrite par la première personne qui en est consciente, mais dans un dialogue avec un corps vivant qui, lui, l'informe de son évolution par la clinique des symptômes et les sensations internes qu'il ressent de lui.

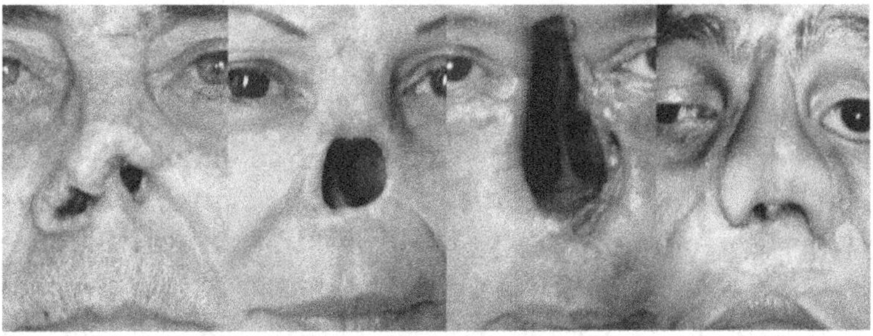

... et assumer sa vie quotidienne et sa vie sociale ?

Par son apparence perceptuelle, la personne croit pouvoir décrire en premier ce qui est vivant dans son propre corps, uniquement par le langage conscient faute d'un accès à l'activité interne. Il tient des discours déformés par rapport à la réalité de sa maladie chronique en traduisant par ses mots des sensations internes, mais cette déformation perceptive est une condition *a priori* de la connaissance du corps vivant. Car celui-ci produit en nous des informations qui ne nous deviennent connues subjectivement que si elles sont ressenties ou visibilisées par un diagnostic par une 3e personne (machine, médecin, imagerie *in vivo*, radio).

1. Du dévisagement et à la défiguration narcissique

La présence d'un visage ne nous apprend guère sur la moralité d'un individu, le plaisir que l'on prend à son contact ou l'estime en laquelle il faut le tenir. En revanche, la défiguration en ce qu'elle brise l'agrément de la relation, induit socialement un désavantage. Cela rejoint le propos que Goffman expose dans *Stigmate : les usages sociaux des handicaps.* L'individu est stigmatisé lorsqu'il présente un attribut qui le disqualifie dans son interaction avec autrui.

C'est le cas du handicap moteur ou mental, mais aussi du « handicap d'apparence » (Le Breton, 1991) que constitue la défiguration. Elle réactive des peurs enfouies relatives au monstre et engendre un sentiment de rejet (Freud, 1919/1985). *Face à un corps ou un visage difforme, la monstruosité s'impose à l'esprit*[1]. Entre humain et inhumain, entre forme familière et informe, le visage défiguré est un visage d'effroi qui n'a plus la souplesse de la chair originelle ; les muscles sont altérés et les expressions qui s'inscrivent sur les traits sont sans rapport avec les affects ressentis par la victime.

C'est dans cette brèche que s'instaure le malaise. Les patients adoptent, pour la majorité d'entre eux, une conduite volontaire d'isolement en prévention du regard mortifère et stigmatisant des autres. C'est pourquoi, les personnes atteintes dans l'intégrité de leur visage n'auront de cesse de demander aux praticiens de leur permettre de retrouver un visage banal, à moindre stigmatisation. Levinas (1982) rappelle, dans *Éthique et infini*, combien l'invisibilité du visage est la condition d'accès à l'autre comme sujet. Alors que la défiguration impose l'attention au détail du visage, le défiguré souhaite devenir simplement « regardable » pour accéder justement à l'invisibilité et passer inaperçu.

La défiguration n'est pas un handicap en ce sens qu'elle n'invalide nullement les compétences actives et affectives du sujet, mais elle le devient lorsqu'elle suscite le même traitement social que les autres handicaps. Au-delà de la transformation de l'apparence, l'expérience neurosensorielle de l'individu ainsi mutilé oscille entre limitation fonctionnelle, douleur apparentée à celle du « membre fantôme » et diminution de la perception

[1] Ancet P. « L'ombre du corps monstrueux », dans D. Manuel (éd.), *La Figure du monstre – phénoménologie de la monstruosité dans l'imaginaire contemporain*, Nancy, PUN, 2009, p. 25.

sensorielle pouvant aller jusqu'à une anesthésie diffuse. Toute la vie de relation du sujet est profondément perturbée ; il est l'objet de disjonctions des évidences corporelles et les actes du quotidien tels que parler ou manger deviennent source de profondes difficultés et angoisses.

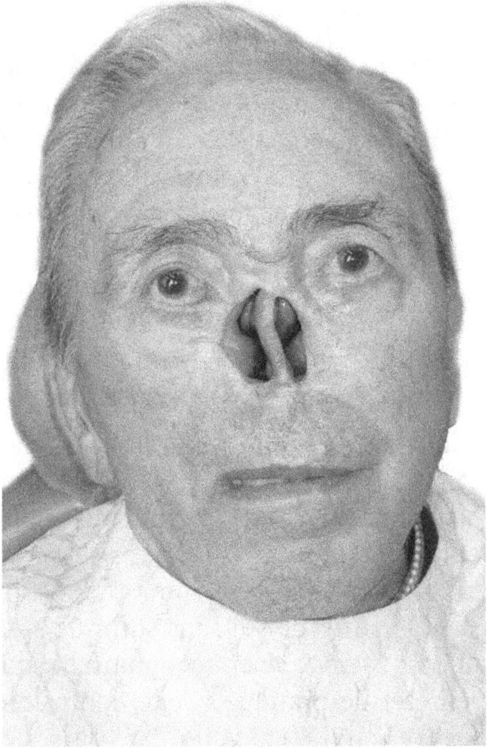

Amputation de la pyramide nasale : la nécessité d'un traitement médical et social

Le visage est le résultat d'une construction depuis la formation du contour de la peau, la découverte des narines, des orbites et de la bouche en tant que fœtus. Dès le contact tactile *in utero* de la peau, des orifices et des orbites, cela fournit une expérience d'un corps encore impropre sans aucune reconnaissance visuelle. Toucher un visage, pour le bébé, est un moyen de se constituer une connaissance décentrée de sa présence au monde : un autre *in vivo* le touche là où il avait commencé, *in utero*, à se découvrir. Je peux être désiré parce que ma peau est devenue désirable par le toucher. Sans caresse, l'enfant est abandonné, sans possibilité de transformer, par la seule vue, l'expérience sensorielle dans un vécu corporel. L'enfant battu ne pourra pas non plus trouver la caresse comme une relation apaisante et partagée.

Le dévisagement, suite à une défiguration, exige de s'envisager en recomposant sa relation à sa propre image corporelle, au regard d'autrui et à la désirabilité de son corps pour autrui. Se *dé-visager* est ainsi différent du dévisagement qui prépare à l'envisagement : vouloir se débarrasser de son visage, comme le héros de *Police Python 357* le fait à l'acide, ne délivre pas de son histoire incarnée ; le dévisagement est l'acceptation du visage de l'autre, de son incorporation, en partie du moins, pour s'envisager comme composé des autres peaux.

La chirurgie esthétique est investie dans le fantasme corporel d'abandonner le corps naturel pour se construire une matière bio-subjective : le visage prend un sens holistique représentant l'intégralité du corps de la personne, si bien qu'intervenir sur un bout de chair suffirait pour se dé-visager ; sortir de soi sans sortir de son corps, telle est la tentation de *Nip/tuck* en recomposant son identité sexuelle de genre et de pratique. Cette confusion entre identité de visage et activité sexuelle dans la série confirme la représentation d'une recomposition identitaire globale : *toucher au visage c'est toucher à son sexe*, sa sexualité, son attraction. Face à deux images de soi-même, le reflet du miroir et la représentation mentale, l'acte chirurgical *ne doit être pratiqué que si l'altération de l'image de soi correspond bien à une anomalie de l'image réelle. L'objectif est alors de remettre en phase ces deux images... Il serait en effet illogique de modifier par des techniques psychothérapeutiques l'image de soi pour permettre l'adaptation à une triste réalité* (Latouche & Krotenberg, 2002). En 2005, la greffe d'une partie du visage, interprétée comme une greffe du sens, n'est pas une modification symbolique (Le Breton, 2005) : elle est une hybridation identitaire par l'insertion d'une partie du visage d'un autre sur son propre visage.

2. Changer d'identité

2.1. Changer son visage par morceau

Comment, dès lors, disparaître sans changer de visage ? L'exemple du bateau de Thésée[2] pose bien le problème du changement de visage. Ce paradoxe met en conflit les deux critères traditionnels de l'identité à travers le temps et caractérise ainsi parfaitement la problématique inhérente à l'identité numérique. Le bateau du légendaire roi d'Athènes Thésée, à cause de ses déplacements en mer fréquents, se voyait enlever progressivement de plus en plus de planches usagées qui étaient remplacées par des planches neuves. Trois bateaux peuvent êtres déduits de ces incessants travaux : tout d'abord, le bateau originel, celui qui préexistait avant les travaux (Thésée 1) ; ensuite, le bateau sans cesse réparé (Thésée 2) ; enfin, un 3e bateau que l'on aurait reconstitué avec les anciennes planches obsolètes récupérées de Thésée (1), (Thésée 3). La question se pose : parmi ces deux candidats (Thésée 2 et 3), lequel est le vrai bateau numérique de Thésée ?

---

[2] L'origine de l'exemple, bien qu'inauguré par Plutarque, trouve ses plus fins développements chez Hobbes dans son livre *De Corpore*. Merci à Silvère Lamaze, *Changer d'identité ?,* Master 2 Philosophie, Université de Nancy 2, 2011.

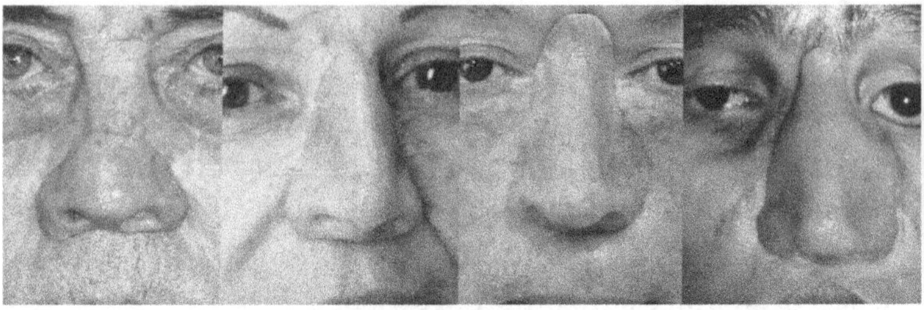

Hybridations prothétiques : changer son visage…

Avec l'usure de notre visage, les maquillages ne suffisent plus à recouvrir les rides du temps. Le Botox parvient à nous dérider, semblant tendre une peau si vieillie. Si l'apparence est sauve et nous maintient dans un visage rajeuni, notre corps sans âge repose sur des pièces usagées dont le changement peut se renouveler au fur et à mesure des injections consolatrices. Tout autre est la possibilité d'implanter sous notre visage des formes pour, comme ORLAN, redessiner notre architecture esthétique. Ou d'y inscrire des tatouages au risque de conserver, dans la plus grande visibilité sociale, l'inscription dans telle culture. L'injonction identitaire occidentale de ne pas chercher son visage dans l'espace public assure une transparence, mais livre chacun(e) à l'indéfinie mise en spectacle publique de soi.

Ce *redesign* identitaire trouve dans la décoloration et la dépigmentation, comme l'a établi Céline Emeriau, une tentation de blanchir changeant l'apparence naturelle de son visage. Le risque dermatologique d'agir sur tel morceau de son visage, avec le *piercing* et les acides, serait compensé par le sentiment de la personne modifiée d'être dans une nouvelle image de soi-même. Comme si nous pouvions parvenir à prendre le contrôle du regard d'autrui sur notre visage en l'attirant sur ce trait inédit. En signant notre propre visage, nous éprouvons la sensation non plus d'avoir un visage, mais de l'être en incarnant jusque dans sa matière, sa texture, sa couleur, son bronzage et sa forme, l'image désirée.

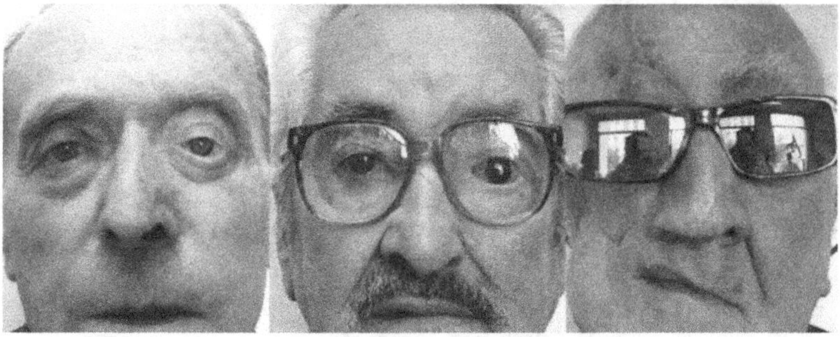

Hybridations prothétiques : « *redesign* » identitaire

Pedro Almodovar, dans *La piel que habito*, met en scène un chirurgien esthétique qui applique sur un cobaye une culture de peau pour sauver sa femme au visage brûlé. La culture de peau par les scientifiques du *BioArt* ouvre la possibilité d'un nouveau masque

2.2. Changer une partie de son visage

Se dé-visager au sens de changer de visage, le visage de sa vie, son apparence comme son être, modifier son genre. La chirurgie esthétique est investie dans le fantasme corporel d'abandonner le corps naturel pour se construire une matière biosubjective : le visage prend un sens holistique représentant l'intégralité du corps de la personne, si bien qu'intervenir sur un bout de chair suffirait pour se dé-visager ; sortir de soi sans sortir de son corps, telle est la tentation de *Nip/tuck* en recomposant son identité sexuelle de genre et de pratique. Cette confusion entre identité de visage et identité de genre dans la série confirme la représentation d'une recomposition identitaire globale : toucher au visage c'est toucher à son genre, comme la mode androgyne, sa sexualité, son attraction.

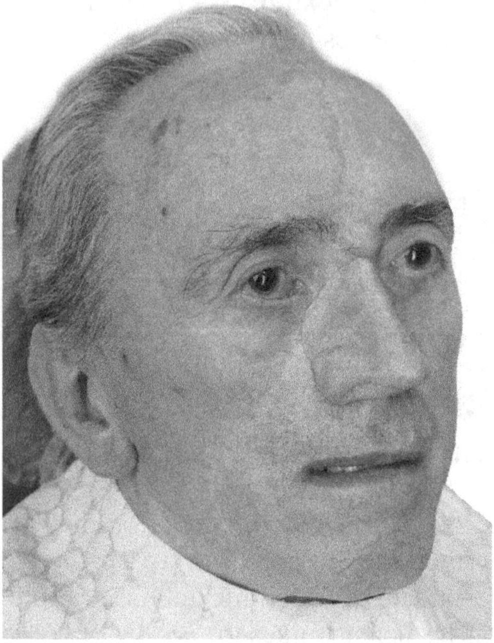

Patient hybridé grâce à une épithèse nasale

Face à deux images de soi-même, le reflet du miroir et la représentation mentale, l'acte chirurgical ne doit être pratiqué que si l'altération de l'image de soi correspond bien à une anomalie de l'image réelle. L'objectif est alors de remettre en phase ces deux images… Il serait en effet illogique de modifier par des techniques psychothérapeutiques l'image de soi pour permettre l'adaptation à une triste réalité[3].

En 2005, les professeurs Bernard Devauchelle, Sylvie Testelin, docteurs Christophe Moure, Cédric d'Hauthuille du CHU d'Amiens et le professeur Benoît Lengelé de l'Université catholique de Louvain, ont réalisé en collaboration avec l'équipe du professeur Jean-Michel Dubernard du CHU de Lyon, la première greffe

---

[3] Latouche X., Krotenberg A., 2002. *Mon corps et moi. Chirurgie esthétique et désir de changement*, Paris, Payot, p. 225.

partielle du visage au monde (greffe du triangle formé par le nez et la bouche) sur une femme de 38 ans, Isabelle Dinoire. Ainsi, sa défiguration n'en est une que dans le premier temps de son accident. En acceptant le greffon d'une grande partie du visage d'une autre, elle se recompose, mais en traversant à chaque instant trois visages : le visage originel (perdu physiquement, mais encore présent dans le souvenir vécu et les photographies), le visage défiguré par l'accident (restant présent dans la trace et la cicatrice), et le visage hybride (composé à la fois des restes de son visage et de l'addition d'une partie de l'autre visage). Isabelle Dinoire se maintient moins dans un entre-deux que dans la présence de trois visages en elle : l'unité n'est pas double au sens des discordances du moi (Romagnoli, 2010) car le conflit identitaire, pour vécu qu'il soit dans la sphère de la conscience de soi, est résolu par elle dans une nouvelle recomposition identitaire au plan du corps bio-subjectif :

> *Non. Quand je me regarde dans la glace, je vois que ce n'est pas mon vrai visage. Au début, j'évitais les glaces. Aujourd'hui, quand je croise mon reflet, je ne me retourne plus comme si ce n'était pas moi que je venais d'apercevoir. Je me suis approprié ce nouveau visage, mais je sais qu'une partie n'est pas à moi*
>
> (Dinoire, 2009).

Les 21 et 22 janvier 2007, l'équipe du professeur Laurent Lantieri, du CHU Henri-Mondor de Créteil (Val-de-Marne) a réalisé la deuxième transplantation de la face au cours d'une opération qui aura duré 15 heures. Le patient, âgé de 27 ans, souffrait d'une forme très grave de la maladie de Von Recklinghausen, une pathologie incurable qui peut, dans ses formes les plus graves, déformer le visage au point pour le malade de ne plus pouvoir affronter le regard des autres. Lors du débat que nous avons eu avec lui le 7 janvier 2011 aux « Rencontres d'Hippocrate », à la faculté de Médecine Paris-Descartes de Christian Hervé, il nous montra combien, en filmant devant les vitrines de Noël son patient, l'acceptabilité sociale de la personne greffée est plus grande : personne ne se retourne plus sur lui en public. En changeant une partie du visage, le vécu corporel et la réintégration dans les normes esthétiques sont améliorés, nous interrogeant sur le pouvoir des normes sur l'apparence corporelle.

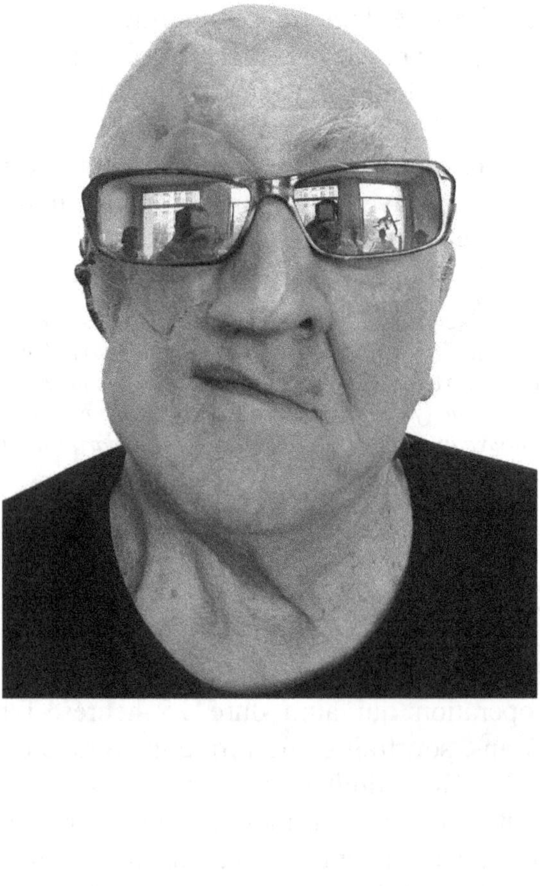

Prothèse faciale et identité hybridée

La rhinoplastie esthétique vise à rectifier une bosse disgracieuse, une déviation gênant la respiration, un nez trop large, trop long ou trop fin, afin de créer un équilibre harmonieux au niveau du visage. Mais cette harmonie se réfère plus ou moins explicitement à une morpho-typologie de l'apparence, le bien-être participant d'une ré-estime de soi. L'augmentation mammaire est désormais une technique qui repose sur le même procédé que celui du *botox* pour effacer les rides du visage. Depuis septembre 2007, l'acide hyaluronique est utilisé pour le comblement ou l'augmentation des zones « concaves » du corps (comme les seins et les fesses) ou même des dépressions cicatricielles. En Suède, 2000 patientes ont déjà reçu des injections d'acide hyaluronique pour gonfler leurs seins et 12000 au Japon. En France, le produit est encore en cours d'évaluation pour déterminer ses spécificités et connaître son évolution. Sans anesthésie générale, ces techniques résorbables définissent une apparence et un visage sans âge et sans limites autres que le coût économique (entre 2000 et 4500 € une séance tous les 12-18 mois) selon le volume pour une durée, pour rester dans une visibilité et une acceptabilité sociale qui fait disparaître le corps ridé et usé, comme le film *Limitless* l'incarne.

2.3. Changer tout le visage ?

John Woo décrit dans son film *Volte-face* comment John Travolta, qui campe un tueur à gages, se fait greffer le visage de Nicolas Cage, l'inspecteur qui le traque. L'inversion de jeu des acteurs est un jeu organique où la chirurgie du visage doit faire des choix éthiques. Comme le rappelle le Dr Walsch, si tout le visage d'autrui devait devenir le masque intégral de ma personne, le regard qui habiterait ce nouveau masque serait toujours le mien ; mais ce clonage esthétique recopie le modèle singulier d'un visage avec le risque de considérer seulement la peau d'autrui comme une matière.

Jusqu'à présent, plus d'une dizaine de greffes du visage ont été réalisées dans le monde entier : en France, aux États-Unis, en Chine et en Espagne. La première mondiale a eu lieu en France en 2005. La greffe d'une partie du visage, interprétée comme une greffe du sens (Le Breton, 2005), n'est pas une modification symbolique. Elle est une hybridation identitaire par l'insertion d'une partie du visage d'un autre sur celui du patient. Le dévisagement, suite à une défiguration, exige de s'envisager en recomposant sa relation à sa propre image corporelle, au regard d'autrui et à la désirabilité de son corps pour autrui. Se dé-visager est ainsi différent du dévisagement qui prépare à l'envisagement : vouloir se débarrasser de son visage ne délivre pas de son histoire incarnée ; le dévisagement est l'acceptation du visage de l'autre, de son incorporation, en partie du moins, pour s'envisager comme composé des autres peaux.

Le 29 mars 2010, un Espagnol âgé d'une trentaine d'années, défiguré par accident il y a cinq ans après avoir pointé une arme sur son visage, se réveille à l'hôpital de Barcelone Vall d'Hébron avec une nouvelle tête. Il est le premier homme au monde à avoir bénéficié d'une « greffe totale de la face ». De son ancien faciès, il ne conserve que ses yeux et sa langue. Son nouveau visage est celui d'un donneur victime d'une mort cérébrale. Jusqu'à cette opération réalisée fin mars par une équipe de trente chirurgiens, anesthésistes et infirmières - dirigée par Joan Père Barret, chef du Département de chirurgie plastique de l'hôpital barcelonais - l'homme n'avait plus de nez ni de bouche et était incapable de toute autonomie. Pour le Dr Barret, cette opération est bien plus qu'une greffe. « C'est une transplantation totale. Il a le visage d'un nouvel être humain, il ne ressemble plus du tout au donneur », a expliqué le chirurgien qui n'hésite pas à faire référence au film *Volte-Face*.

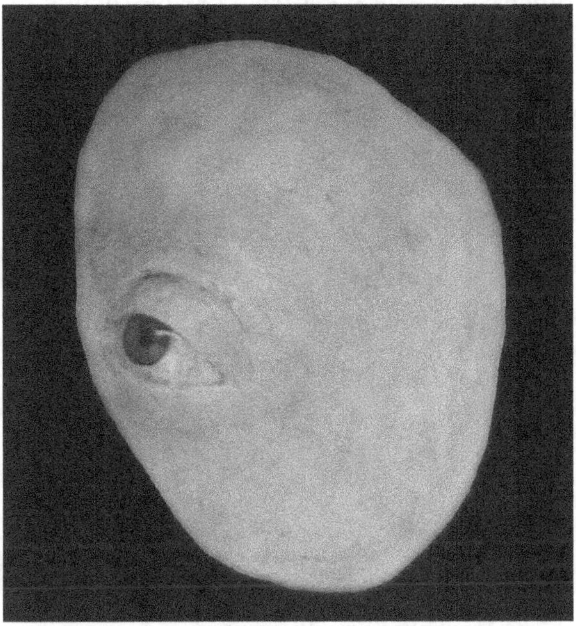

La prothèse faciale comme « envisagement »

Le discours accomplit ici un pas éthique supplémentaire car, malgré la référence au donneur, la tentation d'humaniser le visage se partage avec celle de recréer un nouveau visage inédit, comme le Dr Frankenstein pensait l'avoir réalisé. Car derrière le masque, le sentiment de son identité restera toujours sous l'apparence présente : le regard des autres pourra nous faire prendre pour un autre, mais parviendrions nous à ne plus être nous-même ?

3. Le soin de toucher

Le soin de toucher modifie le vivant de son corps, l'estime de soi, l'image et le schéma corporel et les modes d'action. Retrouver sa beauté n'est pas la seule finalité du soin corporel : la réappropriation de soi par l'autre repose sur une transmission de sa connaissance du geste, de sa technique du corps, et de ses *habitus*.

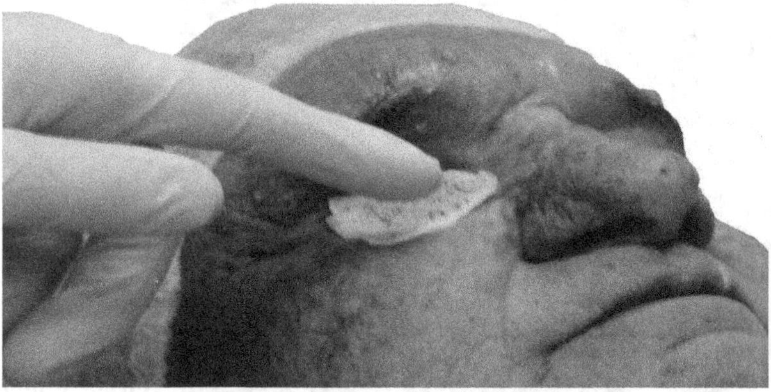

Thérapeutique prothétique

Le soin corporel est une relation de vie et transmet du relationnel sans toujours pouvoir évaluer la nature, l'intensité et les effets autrement que par la santé et la beauté physique, émotionnelle et relationnelle. En donnant le soin à un autre hors de moi, ce qui le touche m'atteint aussi, par empathie, et ce que j'éprouve en moi oriente la qualité du soin corporel.

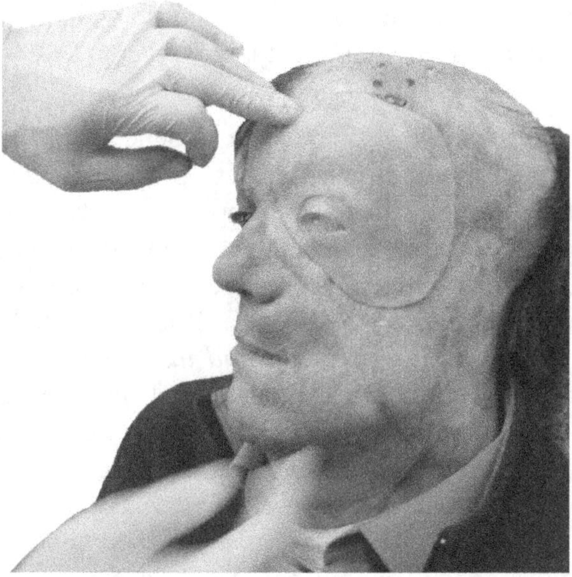

Bio-prothèse et reconfiguration prothétique

La délicatesse, l'attention, l'empathie et la compassion s'incarnent dans le soin corporel en les incorporant par le geste, la proximité et l'écoute. Ces techniques de partage corporel avec autrui, si elles n'abolissent pas les différences et les distances, font du moment et de l'espace du soin corporel un mode constitutionnel de l'être sensoriel : se sentir vivant ou revivre grâce au soin corporel résilie et restaure l'émotivité, l'affectivité et la sensibilité en nous impliquant dans une qualité de vie

4. La dignité sociale

Le Breton écrit dans La sociologie du corps : Le visage est, de toutes les zones du corps humain, celle où se condensent les valeurs les plus élevées. […]. La valeur à la fois sociale et individuelle qui distingue le visage du reste du corps, son éminence dans la saisie de l'identité, tient au sentiment que l'être entier est là[4].

Au sujet touché par le cancer de la bouche ou de la face, les équipes médico-chirurgicales proposent des solutions thérapeutiques radicales (amputation avec ou sans reconstruction morphologique de la zone tronquée) ou transitoires et évolutives (confection de prothèses faciales et orales amovibles). Il est à l'heure actuelle impossible d'envisager une restitution *ad integrum* d'une langue ou d'une moitié de mâchoire. L'impotence fonctionnelle et le déficit esthétique qui découlent de cette chirurgie ne peuvent être corrigés par les techniques chirurgicales reconstructrices actuelles, en dépit des progrès majeurs de la discipline ces dernières années. Dans le visage – *visum* : ce qui se voit – la forme est information. Les normes de communication sont ici clairement transgressées ; le visage défiguré ne renvoie pas les signaux de reconnaissance classiquement attendus dans une interaction. Le face à Face est soumis à la même règle ; cependant, le dosage chez la personne mutilée, du droit, du devoir ou du pouvoir de se sentir différente, malade, handicapée ou bien portante, est très fortement corrélé aux négociations et arrangements mis en œuvre avec l'entourage.

> *C'est curieux un visage, n'est-ce pas ? Quand on en possède un, on n'y pense pas. Mais dès qu'on n'en a plus, on se sent comme si la moitié du Monde avait été arrachée.*
>
> (Kôbô Abe, 1964. *La face d'un autre*)

---

4 Le Breton D., 1992. *La sociologie du corps*, Paris, PUF, coll. « Que sais-je ? », p. 89-90.

De quoi parle-t-on lorsqu'on évoque un visage ? Ou plutôt de *qui*, tant le visage suscite un sentiment identitaire puissant. Qu'advient-il dans la confrontation, le face à l'autre et le face aux autres quand ce haut lieu de désignation de l'individu est frappé par le délabrement inhérent au cancer ? Les protocoles thérapeutiques associant le plus souvent chirurgie d'exérèse et radiothérapie transforment ce visage qui ne retrouvera plus la finesse de ses traits ni la subtilité de ses expressions, ceci au profit d'une apparence plus grossière aux traits figés. Dans le visage – *visum* : « ce qui se voit » – la forme est information. Le visage défiguré ne renvoie pas les signaux de reconnaissance classiquement attendus dans une interaction ; les normes de communication chez tels patients sont ici clairement transgressées. Entre forme familière et informe, le faciès défiguré est un visage d'effroi qui n'a plus la souplesse de la chair originelle et les expressions qui s'inscrivent sur les traits sont sans rapport avec les affects ressentis par le sujet opéré. C'est dans cette brèche que s'instaure le malaise. Ainsi, les patients adoptent, pour la majorité d'entre eux, une conduite volontaire d'isolement en prévention du regard mortifère et stigmatisant des autres. Le face à Face est soumis à la même règle, mais il est modulé par les négociations et arrangements mis en œuvre par l'entourage proche.

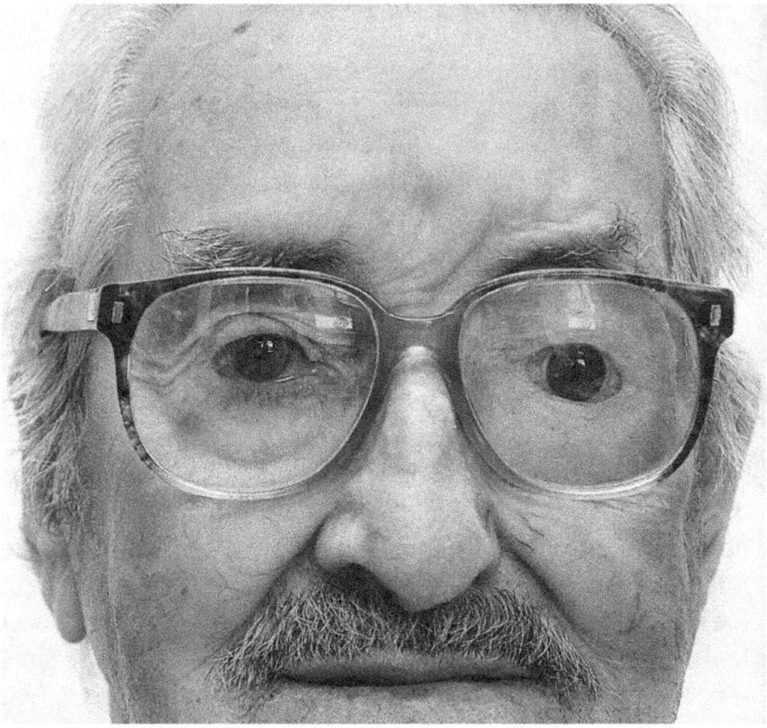

Visage hybridé : le pari du faire face

Le visage d'autrui (et mon visage) est la partie la plus singulière de l'humanité. C'est la manifestation de la différence d'autrui et la preuve de sa singularité. Le visage ne peut être ni vu ni touché, il ne peut pas être englobé. C'est un donné qui s'offre à moi. Je ne peux pas faire autre chose qu'interpréter les signes du visage d'autrui à partir de moi-même. Son faciès est la partie émergée d'autrui. C'est un masque : je transmets à l'autre ce que je veux lui donner à voir. Ainsi, nous sommes condamnés à l'interprétation d'autrui, car il est manifesté dans son visage, mais il n'est cependant pas contenu dans ce visage. Derrière ce faciès, il y a une multitude de virtualités qui m'échappent. Le visage est l'expression de l'infini. On ne peut pas en faire le tour, il contient une infinité d'idées, d'images, de sensations. Le visage est toujours quelque chose qui me déborde. Cette infinité me renvoie au fait qu'autrui échappe à toute objectivation.

Le visage c'est un moyen d'accéder à l'éthique en posant la question du respect du corps d'autrui. Je peux posséder le corps d'autrui, mais pas son visage. Le meurtre prétend pourtant à la négation totale d'autrui, car nous y prétendons tuer son visage. Mais le visage est aussi symbolique du nom. Il y aura toujours quelqu'un, comme après le génocide, qui posera la question du visage, du souvenir, de la nomination. Il n'y a pas d'expérience du mourir, car même si on meurt on ne peut pas disparaître, même sur *Facebook* où le visage s'éternise dans la commémoration des images.

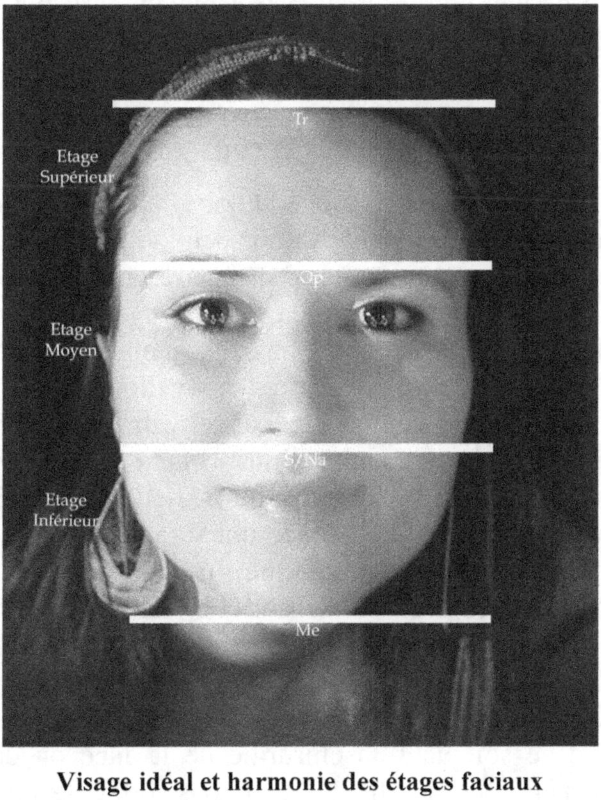

Visage idéal et harmonie des étages faciaux

La face anatomique correspond aux étages moyen et inférieur du visage, l'étage supérieur étant considéré comme appartenant au crâne ou *calvaria*. La limite supérieure de la face anatomique est délimitée au niveau osseux par la suture fronto-nasale, et au niveau cutané par la ligne horizontale passant par l'ophrion. Tr : trichion ; Op : ophrion ; S/Na : point sous-nasal ; Me : menton.

C'est une éthique de la nomination, du rituel, du cimetière. Il y a une communauté qui préserve l'individu. On ne meurt pas symboliquement. Il y a une communauté de la symbolique. Même si je tue autrui, il disparaît corporellement mais pas symboliquement. Tout le monde a droit à une tombe, à une commémoration. Même si on a le désir de tuer autrui, on ne peut jamais y parvenir du fait de son visage. L'éthique, pour Emmanuel Levinas, réside dans l'impossibilité de tuer le visage d'autrui.

5. Auto-santé et reconfiguration

La défiguration d'Isabelle Dinoire n'en est une que dans un premier temps, celui qui peut se poursuivre si la greffe ne prend pas ou se perd dans les limbes du rejet immunitaire. Se maintenir dans le non rejet peut faire accroire que l'intrusion ne pourrait jamais se convertir qu'en extrusion, mais jamais en nouvelle subjectivation. Prendre soin de soi n'est plus seulement une logique de l'apparence à la recherche d'une beauté fatale (Chollet, 2012). La course à la normalisation, si elle standardise les silhouettes et les corps dans ce qui serait le corps unique (comme on dit la pensée unique), ne doit pas nous faire oublier l'appropriation sensorielle du soin comme découverte de soi et épreuve en soi. Se sentir avant même de se sentir bien, et de se sentir bien parmi les autres, repose sur une bonne estime de soi. Le ré-envisagement de soi, que ce soit dans la chirurgie de la face ou dans la reconstruction corporelle, tient à la possibilité de supporter le défaut, la ride, l'entaille, la cicatrice ou la tâche qui me singularise tout en me désignant à la stigmatisation, car par trop distinguable des autres visages.

Le corps peut-il être si lisse que sa peau effacerait les traces du temps et des autres par la magie du soin ? La différence entre la socio-esthétique et l'égo-esthétique est de placer l'altération au cœur du processus d'intersubjectivation, en évitant une purification qui fait accroire que rien ne s'est passé et que tout serait comme avant, que la réparation serait une purgation à la fois physique et morale. Le *Disability Art* (Millett-Gallant, 2012), en nous offrant avec Francis Bacon et Lucian Freud un corps abîmé et assumé dans l'esthétique contemporaine, ne rend pas la trace plus acceptable mais tend à inverser l'effacement et l'*invisibilisation* des corps qui entraîne le gommage et le comblement.

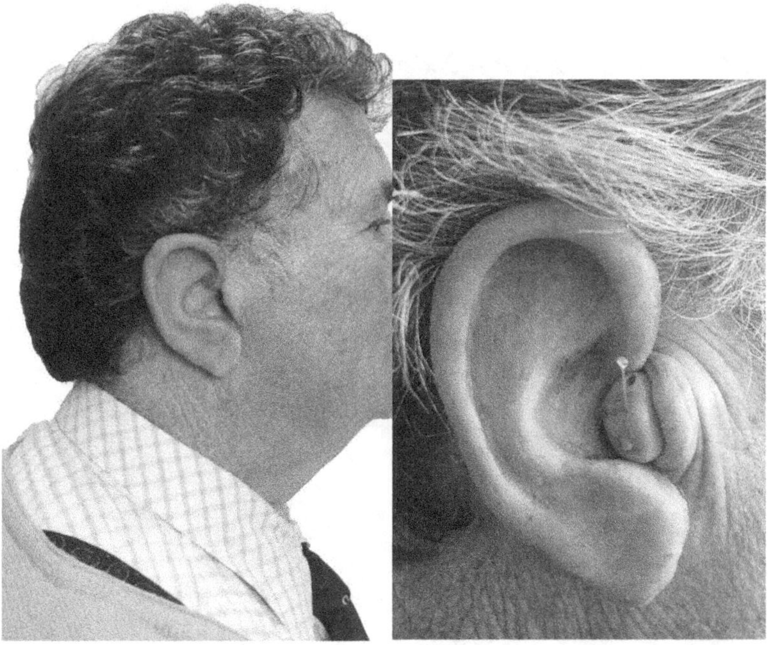

Prothèse du pavillon de l'oreille : hybridation et vie sociale

IV - Le vécu des hybrides

Le vécu des hybrides dont le visage est recomposé a des effets non seulement physiques, mais psychiques. Le désagrément sensoriel de ces morceaux de corps qui ne sont pas encore les siens, est vécu comme un corps étranger (Gantheret, 2013), sinon un intrus (Nancy, 1999). La vie entière du patient est tournée vers des manifestations corporelles auxquelles il portait avant une attention moindre. La réorganisation de la conscience corporelle, selon Geneviève Ponton exige du patient qu'il se construise, malgré l'artifice de la prothèse, vivant dans la durée[1]. La neuro-plasticité doit favoriser l'acceptation de la prothèse, non seulement consciemment, mais dans les représentations psychiques du corps par le sujet. D'abord blessé, puis soigné et hybridé, le sujet, s'il ne souffre plus physiquement, est affecté mentalement par les conflits entre l'image initiale de son visage et le nouveau.

Ainsi, les témoignages suivants, issus de consultations dans le service de Prothèse maxillo-faciale du CHU de Toulouse, illustrent parfaitement les limitations auxquelles les patients sont soumis après les traitements radio-chirurgicaux, avant la confection de prothèse et après sa pose.

[1] Ponton G., « La réorganisation de la conscience corporelle. Se construire vivant dans la durée », *Thérapies Psychomotrices & Recherches*, n° 169, 2012, p. 144.

Les techniques de reconstruction par microchirurgie font appel à des greffes de lambeaux autologues mis en lieu et place de la zone d'exérèse :

> *Ça fait bizarre quand même un morceau de jambe dans la bouche... il va parler comme un pied !* (propos de l'épouse d'un patient ayant bénéficié d'une reconstruction chirurgicale par lambeau de fibula après amputation de la mâchoire inférieure).

L'acte global de réparation aboutit à un visage qui n'est plus le visage d'origine, mais un visage reconstruit, recomposé grâce à des morceaux d'os, de muscles, de peau prélevés en divers endroits du corps du patient – à la fois donneur et receveur. Cette réorganisation anatomique offre la possibilité de reconstruire une nouvelle apparence au plus proche de celle d'origine, avec différents morceaux de soi.

> *J'ai des poils dans la bouche depuis la greffe parce qu'on m'a pris la peau de la cuisse ; il paraît qu'ils vont arrêter de pousser parce qu'ils ne servent à rien dans la bouche. En attendant, le médecin m'a dit de les épiler comme on épile des jambes - vous imaginez le tableau !* (patiente ayant bénéficié d'une fermeture de la brèche au palais par lambeau musculo-cutané après chirurgie d'enlèvement de la tumeur).

Cette recomposition a trait avec une sorte de recyclage des composants du corps – utiliser un morceau d'os de la jambe ou de muscle du dos et le placer en bouche – qui confère à l'individu une capacité d'autoréparation. Cette reformation dont parle Bernard Andrieu « répare en renouvelant le corps par ses parties »[2] et donne également l'image d'un « corps en kit ». Cette tentative de reconstitution d'une néo-anatomie au plus proche de l'originale s'interprète comme un moyen de « s'envisager » à nouveau en recréant une nouvelle

---

[2] Andrieu B., 2008a, *Devenir hybride*, Nancy, PUN, p. 59.

relation à sa propre image corporelle et au regard des autres[3]. La demande d'invisibilité, de retrouver un visage à moindre stigmatisation, est motrice dans la demande de réhabilitation. Ceci n'est pas sans rappeler les propos de Levinas (1982) qui, dans *Éthique et infini*, décrit combien l'invisibilité du visage est la condition d'accès à l'autre comme sujet. Alors que la défiguration impose l'attention au détail du visage, le défiguré souhaite devenir simplement « regardable » pour accéder justement à l'invisibilité et passer inaperçu.

Des actes du quotidien devenus difficiles suscitent également la gêne de l'entourage allant parfois même jusqu'à l'exclusion.

> *Je ne mangeais plus à leur table, ils ne supportaient pas que je ne maîtrise pas ma salive* (Louis, 63 ans, amputation de la mâchoire inférieure associée à une incontinence des lèvres).

La question du repas comme espace de sociabilité cause à une majorité des personnes interrogées beaucoup de difficultés. La maîtrise aléatoire des écoulements, l'incapacité d'ingérer des aliments s'ils ne sont pas mixés, compliquent la vie en société et induisent un sentiment de frustration à l'égard des plaisirs de la table (Routelous, 1998) :

> *Manger de la purée ou du haché tous les jours alors que vous voyez les autres bien mastiquer, ça fait quand même drôle. Je ne suis pas fâché avec les amis, mais j'ai réduit les invitations pour la raison qu'on me prépare des plats spéciaux, on me mixe la nourriture, moi je ne veux pas m'imposer, obligatoirement ma femme en pâtit aussi. J'évite les invitations, je sors beaucoup moins pour la bonne raison*

[3] *Op. cit.*, p. 58.

qu'effectivement il me faut obligatoirement être à la maison pour manger (Claude).

Au quotidien, je mange de tout, mais tout mixé, écrasé et bouilli. J'ai ma pâtée tous les jours (Pierre, 61 ans, traité par amputation de la mâchoire inférieure reconstruite chirurgicalement par lambeau musculaire ; les conditions anatomiques interdisent la réalisation d'une prothèse dentaire fonctionnelle).

La difficulté est inhérente au fait d'intégrer, au reste du visage biologique, le fonctionnement de la prothèse, qui n'est pas bionique et reliée au système nerveux. Le nouveau confort est ainsi découvert par surcroît contre l'habitude de la lésion :

Je pensais que, quand je mangerais, ce côté ne fonctionnerait pas, mais en fait, les aliments passaient de ce côté, tout se stockait là, la joue ne faisait pas son travail, pour m'en débarrasser j'y allais avec le doigt, avec une cuillère, une fourchette, je me faisais mal. La sensibilité, je ne l'ai toujours pas retrouvée (Claude, 67 ans, a été traité par amputation partielle de la mâchoire inférieure et de la langue et reconstruction par lambeau de grand pectoral ; la prothèse amovible est en attente d'être réalisée au moment de l'interview, 15 mois après la fin du traitement radio-chirurgical).

La lésion est vécue comme une perte et une ablation d'une partie de soi, surtout si le sujet ne parvient plus à réaliser des actions simples de sa vie quotidienne :

Le plus difficile, ce sont les dents, on ne peut pas manger, on ne peut pas parler. Par exemple, pour appeler le docteur, la secrétaire ne me comprend pas, alors j'ai toujours besoin de quelqu'un, tout le temps (Marie, 48 ans, traitée par amputation de la moitié de la mâchoire supérieure).

Lorsque j'ai dû coller un timbre pour la 1re fois, j'ai pleuré. (...) Après les rayons, je ne savais plus si c'était sucré ou salé (Anne, 54 ans amputée totalement de la langue).

1. Repenser son rapport à soi et aux autres

La relation intime à l'autre est également source de beaucoup de souffrance :

> *Que faire devant un homme qui vous traite avec indifférence lorsqu'il remarque mon handicap, il s'éloigne, ça ne le concerne pas* (Anne, amputée totalement de la langue).

La réhabilitation par prothèse est envisagée comme alternative à une reconstruction chirurgicale impossible ou comme thérapeutique complémentaire d'une reconstruction partielle. L'artifice prothétique qui remplacera un nez, une entité œil-paupière ou une mâchoire

dentée est un corps étranger, inerte qui devra trouver sa place sur ce visage ou dans cette bouche. L'inertie biologique des matériaux (silicones ou résines), utilisés dans la confection des prothèses, ne facilite pas l'appropriation de l'objet comme faisant partie de soi :

> *Poser son nez sur le rebord du lavabo quand on fait sa toilette, c'est très dérangeant au début !* (Paul, 63 ans, a subi une amputation complète de son nez, impossible à reconstruire par les techniques de chirurgie actuelle).

Le travail de réhabilitation chirurgico-prothétique permettrait un glissement entre le « dévisagement » induit par la défiguration et un « envisagement » nouveau, une reconfiguration qui, au-delà de l'apparence, passe notamment par une reprise de la sensorialité sur le site opéré, témoignage d'une reprise de la vie. Les lambeaux et les greffes disposent d'une néo-vascularisation qui signe leur bonne intégration physiologique sur le site. En revanche, des perturbations de la conduction nerveuse persistent souvent longtemps après la chirurgie et se manifestent sous la forme d'un excès de perception douloureuse ou à l'inverse d'un défaut de conduction. Cette perte sensorielle affecte significativement l'oralité et par voie de conséquence la vie de relation du sujet :

> *Le lambeau me brûle depuis qu'il est en place. Plusieurs spécialistes m'ont expliqué qu'il s'agissait du phénomène du membre fantôme, très désagréable à supporter quand on sait qu'il s'agit d'une douleur réelle et non imaginaire comme l'est l'image d'un fantôme. Il est difficile de faire fonctionner sa bouche normalement* (Anne).

2. Rêve d'intrusion des patients[4]

La privation physique d'une langue, d'un palais ou d'une mâchoire a des répercussions psychiques sur les rêves des patients, mais aussi des professionnels. Le trouble atteint aussi le personnel qui intervient dans le service comme en comparant son visage dans le miroir après le rêve ; un rêve d'une jeune praticienne :

> *Je suis au collège, je rejoins des amis avant le début des cours. J'essaie de leur sourire, mais quelque chose ne va pas. J'ai comme un horrible pressentiment et je cherche un miroir, complètement paniquée. Je cours me regarder dans les toilettes et là, c'est le choc, mon maxillaire et ma mandibule sont inversés, je souris avec les dents du bas ! Ca me fait comme un grand froid et je sens une vague de panique m'envahir, je me dis que ce n'est pas possible, que je dois trouver une solution. Une partie de mon cerveau me souffle que peut-être que ce n'est qu'un rêve et que je peux me réveiller.*

---

[4] Propos recueillis en 2010 et 2011 par Florent Destruhaut et Vanessa Vialade et orientés sur l'étude des rêves des patients (Vialade, 2011).

Je me réveille effectivement et la première chose que je fais c'est de vite vérifier dans un miroir que tout va bien, que mon visage est comme d'habitude.

Vous portez cette prothèse depuis longtemps ? Vous la supportez bien ?
- Ça va faire deux ans. C'était à noël. Mais vous savez c'est pas son vrai nez, on s'habitue pas vraiment. Parfois elle tombe la nuit.
- Vous la gardez toujours la nuit ?
- Bien sûr ! J'aurais trop peur que des bestioles me rentrent à l'intérieur ! Ca me fait vraiment peur... (Sa voix se brise) mais ça ce n'est pas le pire... j'ai perdu mes deux enfants...

Rêve d'une interne après ses premières visites ; la pauvreté économique rejoint la misère corporelle vécue à travers un imaginaire de mutilation :

Je suis sur un campus, je cherche un endroit sans jamais le trouver. Epuisée, je me désaltère à une fontaine. Je réalise qu'elle est encerclée par des mendiants. Je continue à boire, mais quelque chose a attiré mon regard. Je me retourne vers les mendiants et me rend compte qu'ils ont tous des visages horriblement mutilés. Il y en a même un avec un enfant, des vers lui sortent du visage.

Le deuil de soi est associé souvent au deuil des autres :

M. D., 66 ans, a subi une ablation de la moitié du visage et du crâne :

Avant le cancer, je ne voyais pas de raison de vivre. Ma femme est morte d'un AVC, elle m'a réveillé dans la nuit et trois minutes après tout était fini, elle était plus là ; ça fait un choc quand même. J'ai bien vu que j'avais des croûtes sur la mâchoire, alors j'ai laissé pousser la barbe. Je me doutais que c'était un cancer, mais je me disais autant attendre que ça me tue. Puis j'ai fait un coma et ma fille m'a amené aux urgences. Ils ont dit que j'avais que 48h à vivre ! Puis le Pr L. m'a dit : « je peux tenter quelque chose. Ce sera dur, ce sera long et il y qu'une petite chance ». Là j'ai réalisé que je ne voulais pas mourir et j'ai dit : « Une chance, c'est mieux que zéro ». C'était il y a deux ans, pas mal pour quelqu'un qui avait 48h à vivre !

Je retrouve le même discours chez Mme P., 62 ans, amputée du nez il y a quinze mois, de multiples opérations de reconstruction ayant échoué :

J'ai perdu ma fille de 21 ans, un chauffeur ivre. Je ne m'en suis toujours pas remise (ça fait 17 ans), et trois autres personnes proches aussi. La première chose que m'a dit le chirurgien c'est que j'avais dû attraper ça en Afrique. Je leur ai dit que j'étais juste allée à Madagascar il y a 40 ans. Ils m'ont dit que ça avait dû rester en moi pendant tout ce temps. Pas étonnant que ce soit ressorti avec tous les chocs que j'ai eus. J'avais vu que j'avais des trous dans le nez, mais j'avais laissé aller. Un jour, le médecin est venu pour une bronchite et il m'a dit que mon nez se nécrosait.

Ainsi, Mme P. :

Je rêve beaucoup depuis que ça m'est arrivé, je me réveille plusieurs fois par nuit à cause de rêves. Je ne rêvais pas comme ça avant. Il y en a un qui revient souvent. Je regarde un catalogue de nez et j'essaie d'en choisir un. D'autres fois aussi, je suis entourée de plein de nez, des nez en plastique, mais je ne vois jamais mon visage. Dans mes rêves aussi je vois très souvent les gens décédés de ma famille, mes enfants. Tout se mélange, dans un rêve je peux voir des nez et ma fille enfant.

Mme N., 68 ans, une prothèse de nez depuis 5 ans, est très anxieuse. Elle s'est vue mourir durant toute l'épreuve qu'a été son cancer et il en reste une angoisse permanente. Elle amorce d'ailleurs la consultation de prothèse maxillo-faciale en demandant au professeur P. de regarder sa cicatrice, car elle a vu quelque chose de bizarre, comprendre. *Est-ce que mon cancer revient ?* Elle dit aussi avoir été déprimée des semaines à la suite d'une erreur du secrétariat qui lui réclamait à tort des impayés de 2 ans.

Elle aborde le sujet des rêves :

> *Ma peur c'est que ça* (la prothèse de nez) *ne tienne pas. Avec les petits enfants je suis toujours sur le qui-vive, je fais attention quand je les embrasse et je reste pas à côté quand ils sont agités. En plus, je mets pas trop de colle sinon ça irrite* (toujours la peur de la récidive), *alors ça tient pas bien. Souvent, je rêve que j'oublie de mettre mon nez, et je croise un miroir et je vois ce trou au milieu de la figure. Oui, ça c'est un rêve que je fais souvent.*

Elle me raconte que les regards dans la rue sont très durs à supporter, surtout ceux des enfants qui sont les plus insistants. Elle a essayé de comprendre pourquoi et est arrivée à la conclusion que c'est parce qu'ils voient son nez « par en-dessous ».

Puis, plus tard dans la conversation, elle revient d'elle-même aux rêves :

> *Ah, ça me revient, en parlant de rêves, j'ai discuté l'autre jour avec une dame, elle était dans tous ses états parce que son mari, 44 ans, on doit lui enlever le bout du nez. Je me suis dit que pour la prothèse ça allait être encore plus dur à faire tenir. La nuit, j'ai rêvé que je le croisais, il avait le bout du nez qui tenait avec un sparadrap de la même couleur que la peau.*

Beaucoup de patients me disent « Les rêves ça va », « Je ne rêve pas » *etc.* si bien que j'en viens à me demander s'il n'y a pas un refoulement la journée des rêves trop dérangeants. Toutefois, certains patients semblent réellement dans l'acceptation et il paraît envisageable que leurs rêves ne soient pas différents des nôtres.

M. L., 47 ans, exentération orbitaire récente, est très combatif dans ses propos. Il aspire seulement à « dépasser tout ça pour retrouver une vie le plus normale possible » :

> *Non, mes rêves n'ont pas changé. C'est que j'étais préparé, on m'a bien dit qu'on m'enlèverait l'œil ; c'est pas comme si on m'avait dit qu'on le gardait et que je me réveillais sans ! Je crois vraiment que le plus important c'est d'être bien préparé, il faut dire les choses au patient. Il y a une façon de le dire, quand même, mais faut le dire. Et puis c'est la personnalité, moi j'ai déjà eu 36 opérations (M. L. est né avec une fente labio-palatine) et j'ai toujours eu envie d'aller de l'avant. Pour l'opération j'ai eu deux jours pour me décider, mais j'ai que 47 ans, je ne voulais pas mourir. Puis j'ai la famille, les amis. Non, mes rêves je ne m'en souviens pas ; j'avais surtout peur de pas me réveiller au début.*

Une expression revient assez souvent aussi : « Je rêve *comme tout le monde* ». Comme si les patients déjà marginalisés à cause de leurs visages ne voulaient pas l'être en plus à cause de leurs rêves.

M. M., a une prothèse d'oreille depuis 5 ans qu'il a parfaitement intégrée :

> *Je fais des rêves bizarres, de n'importe quoi. Par exemple je marche sur un pont et je risque de tomber. Mais je fais aussi de jolis rêves, comme tout le monde je crois ! (...) Ma prothèse, je n'y pense pas dans la journée, y'a que le matin quand je la mets ; après je l'oublie.* [Même s'il dit :] *Ce n'est quand même pas son oreille et regrette encore de ne pas avoir choisi l'autre option chirurgicale qui consistait à conserver la moitié de son oreille. (...) J'ai beaucoup de cheveux alors ça se serait pas vu qu'elle était pas entière. En plus, avec l'âge, je n'ai pas besoin d'être parfait !*

L'âge, un argument qui revient souvent comme Mme S., 78 ans, prothèse de nez : « Au moins, j'ai bien profité de la vie. Ça aurait été terrible si ça avait été ma fille ». Le conseil de bien profiter de la vie m'est également souvent prodigué.

Le cas qui m'a le plus interpelé est celui de M. D.

> *Ces cinq mois à l'hôpital, ça m'a fait comme un lavage de cerveau. Avant, je n'étais pas trop psy, tout ça, mais là... ça m'a transformé en gentil petit canard. Je prends tout calmement. Des fois, les gens qui me connaissaient avant doivent se dire que l'opération a aussi touché mon cerveau ! Je suis comme apaisé. Le physique, c'est plus ça, mais le mental ça va beaucoup mieux. Je ne fais pas de rêves différents. J'ai fait ce rêve-là, un beau rêve. J'étais chez ma fille, une maison qu'elle venait d'acheter et je peignais le portail au soleil. Le soleil, je fais attention de pas m'y exposer avec toutes les cicatrices que j'ai là où on m'a prélevé de la peau. Je dors bien sinon, je ne vois rien d'autre ; je vais quand même pas inventer des rêves.*

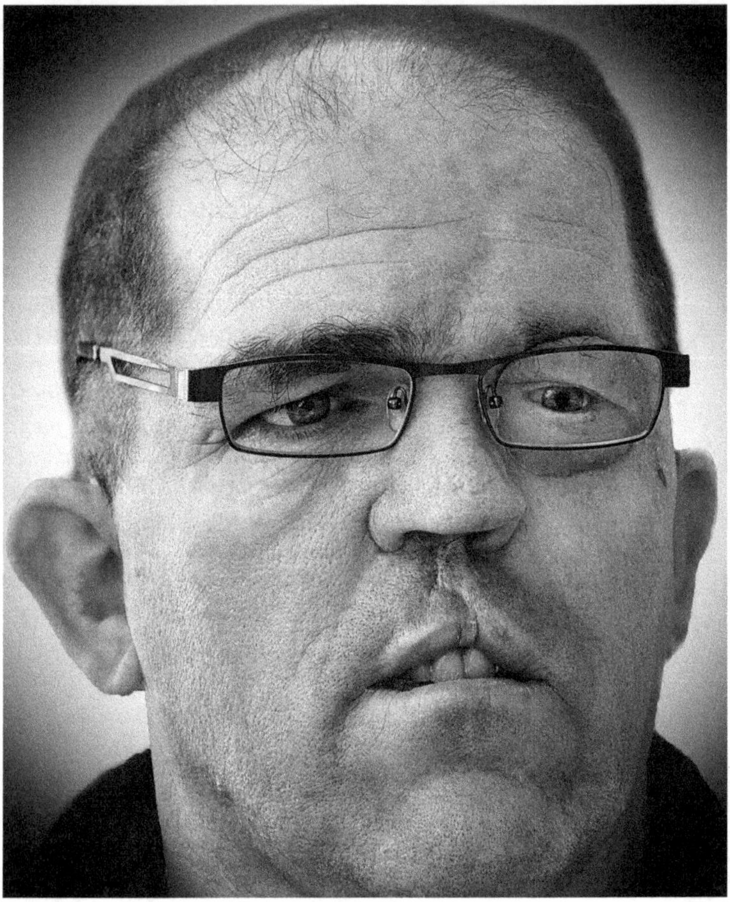

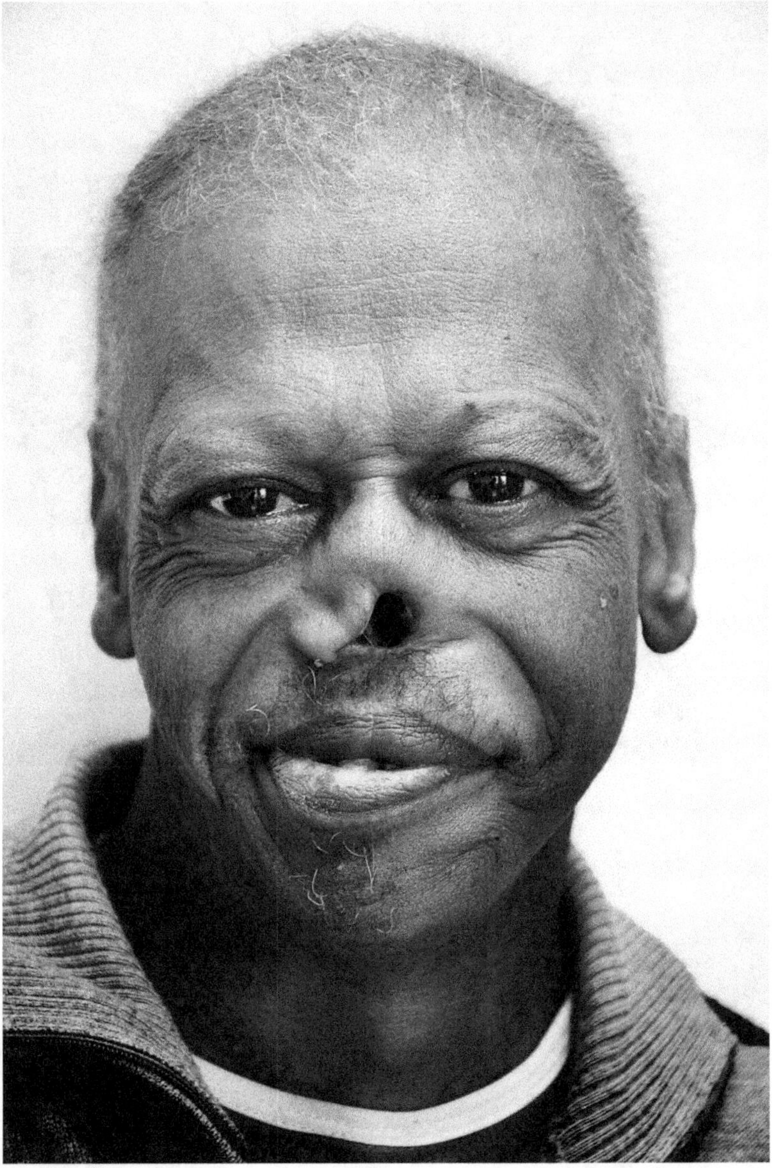

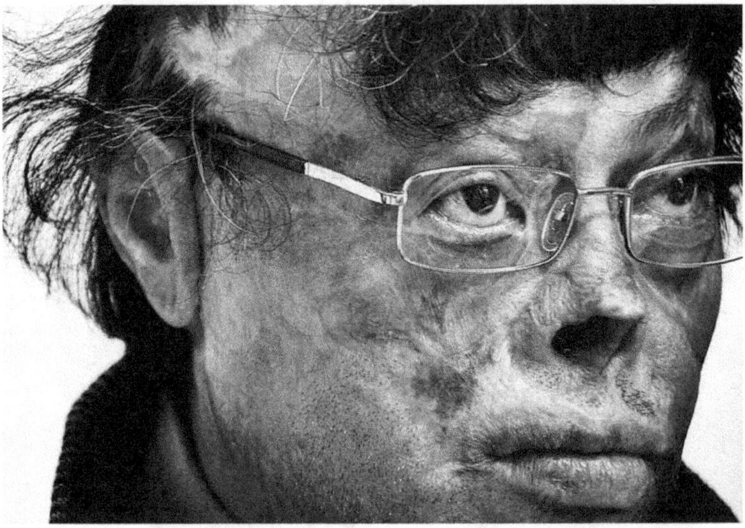

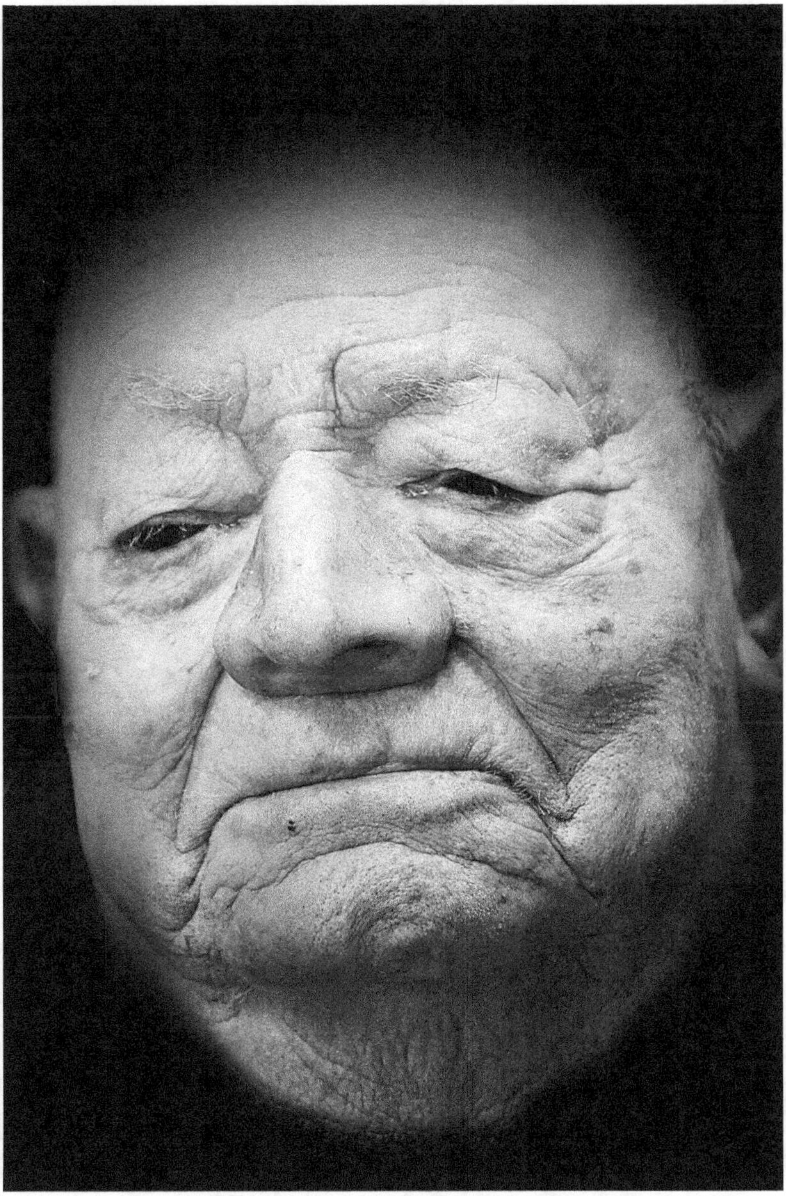

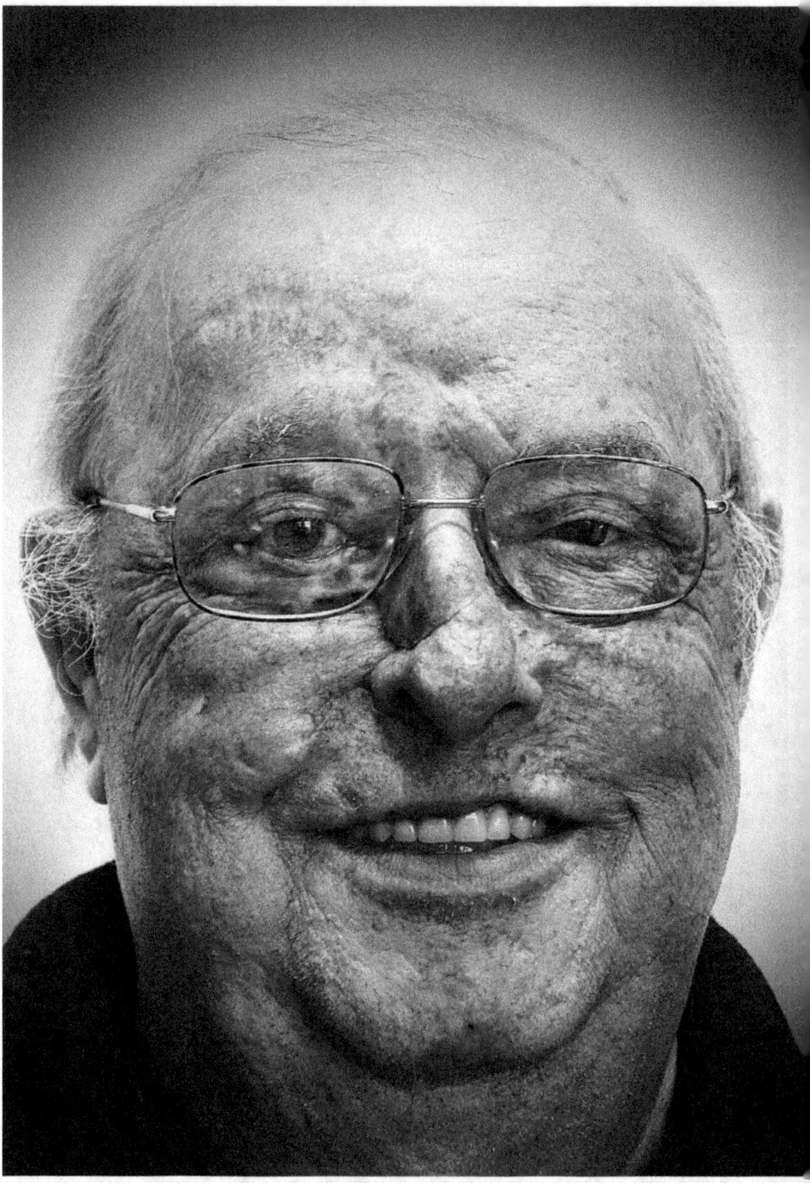

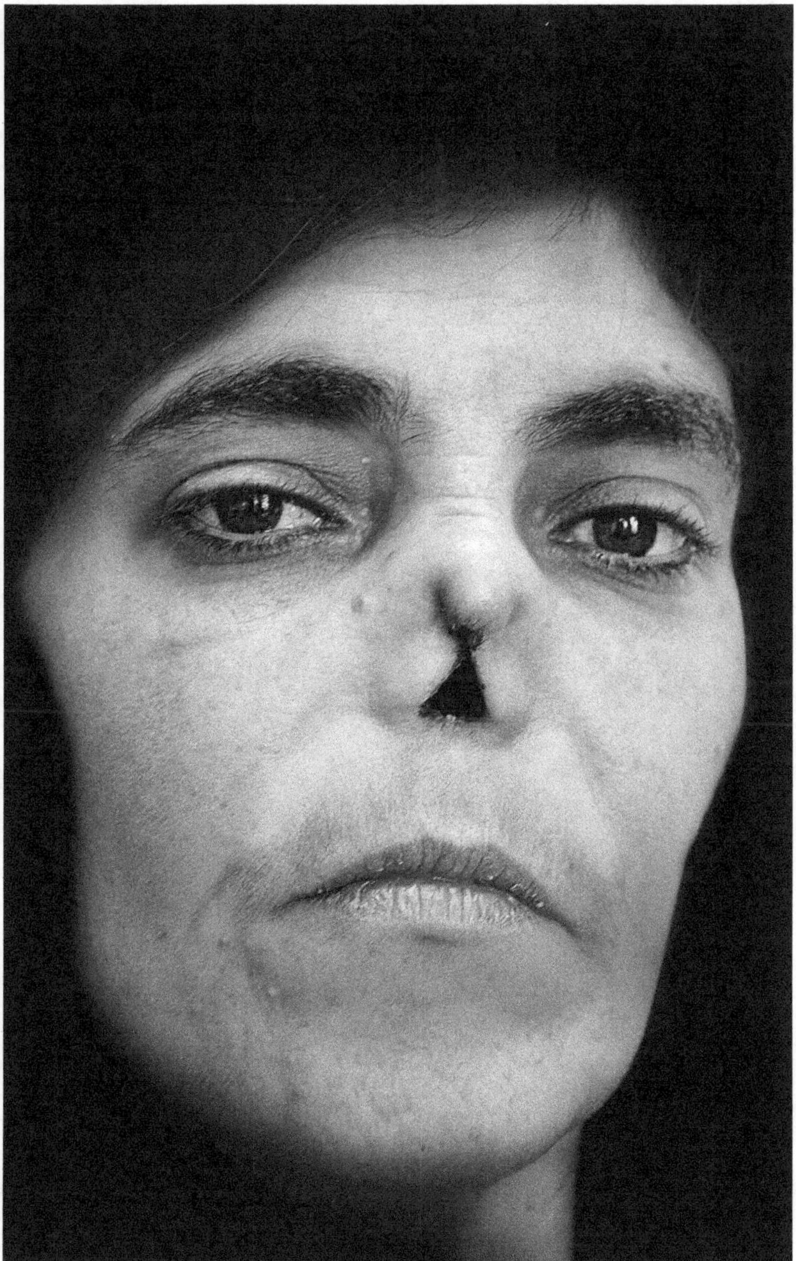

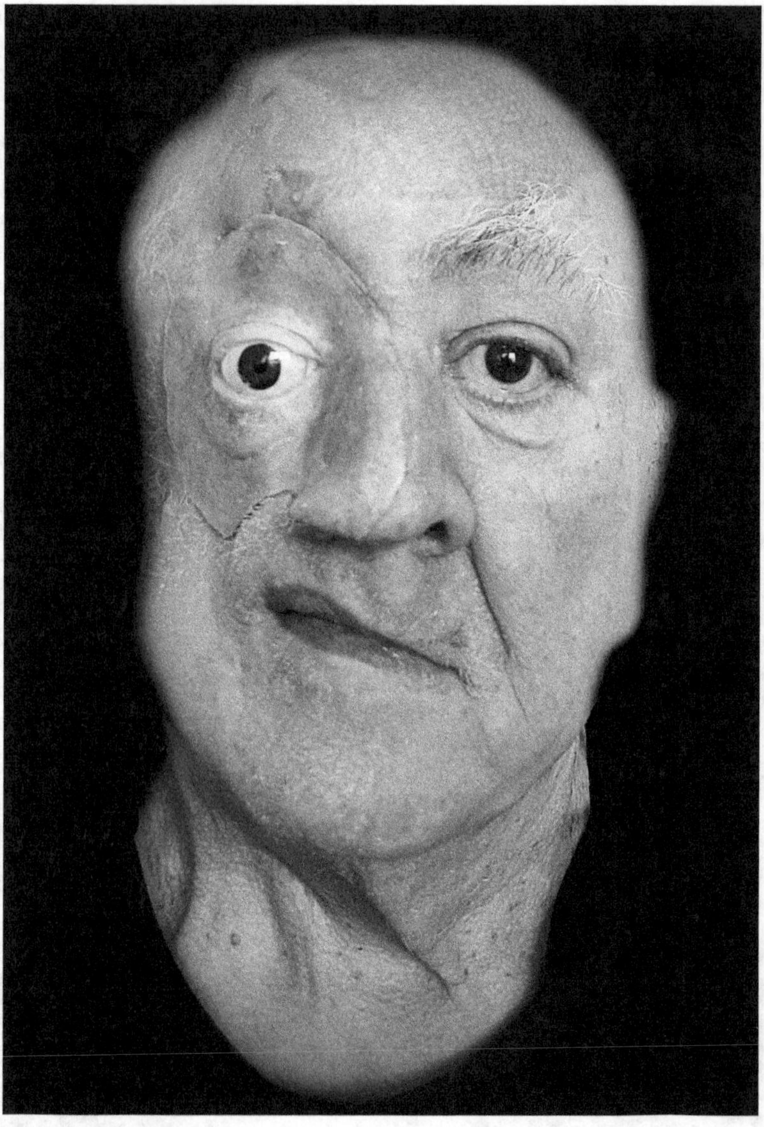

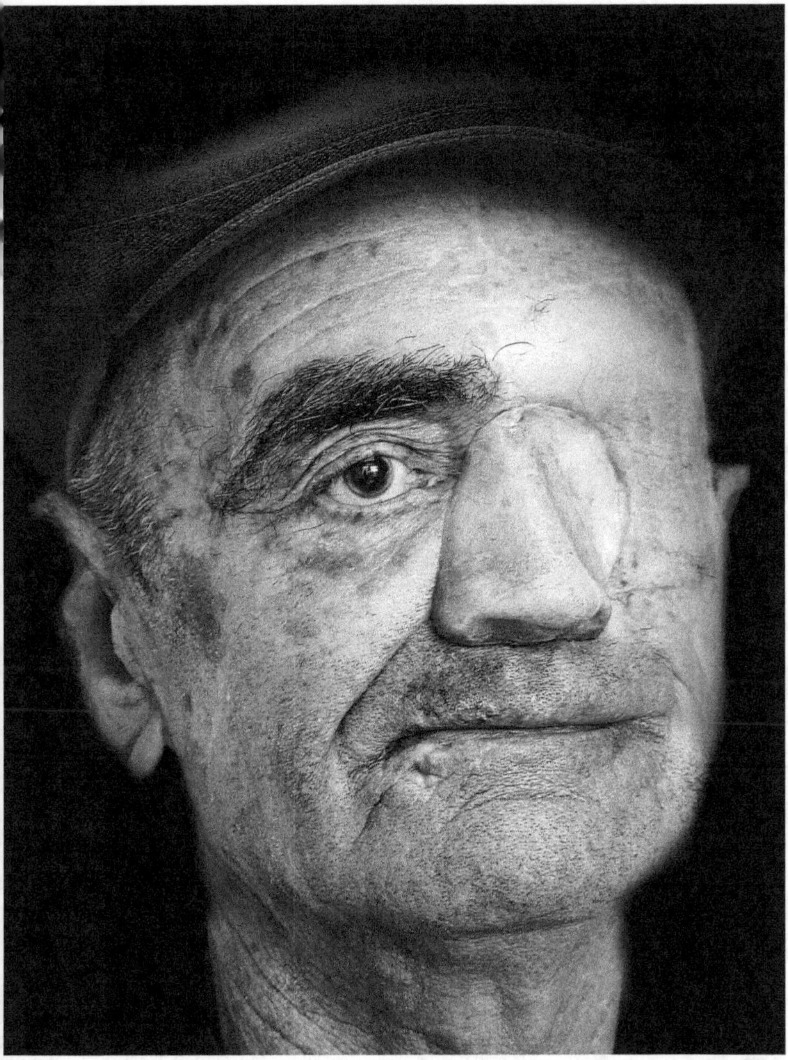

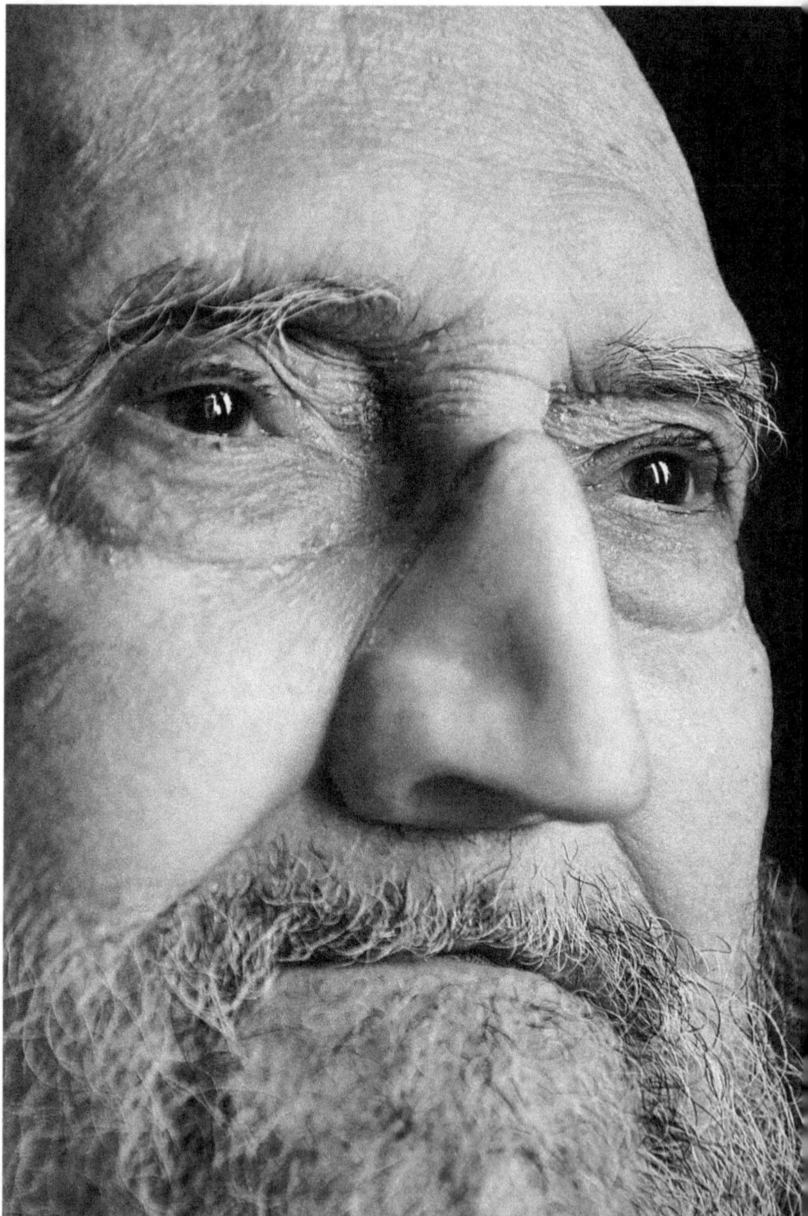

Conclusion

L'hybridation en Prothèse Maxillo-Faciale a rendu une conscience aux praticiens tout en donnant une nouvelle forme de vie aux patients. En effet, le geste prothétique, par trop banalisé, est souvent relégué dans la sphère du « tout technique » et entraîne une prise en charge « hors du corps ». Par la convocation des dernières recherches en neurosciences et grâce au support conceptuel de la philosophie du corps, voire même de la neuro-philosophie au sens large du terme, nous avons pu démontrer l'importance du geste de la mise en place d'une prothèse sur un individu blessé, mais appréhendé en tant qu'entité bio-psycho-sociale.

L'intégration d'une prothèse ne peut passer aujourd'hui que par la prise en compte du schéma neuro-psycho-physiologique et son implication dans ce maillage complexe, dont de nombreux éléments nous échappent encore.

Puisque la Prothèse Maxillo-Faciale apparaît comme une discipline séculaire et donc aussi traditionnelle, elle n'a nullement besoin de prouver encore sa justification clinique dans la médecine moderne. Évoluant dans sa forme actuelle à travers les progrès scientifiques des biomatériaux et de l'imagerie médicale, il lui manquait cette dimension philosophique et humaine que nous avons tenté de décrire ici et qui nous a naturellement conduit à proposer le concept « d'anthropologie de la prothèse ».

La compréhension de l'ensemble des phénomènes présentés dans cet ouvrage jette un souffle nouveau sur la relation de soin dans la prise en charge des patients défigurés. La technique ne suffit plus pour satisfaire à une nouvelle identité : une identité modifiée, orientée et reformatée par l'hybridation. Le corps transformé retentit sur l'ensemble des niveaux, conscients et inconscients de l'individu, allant jusqu'à profondément bouleverser l'être lui-même… et son entourage. À nous, acteurs de la « guérison » de ces patients, d'en formuler les postulats, de les observer dans leur évolution clinique et sociale, de les appliquer et de les diffuser largement pour un meilleur bénéfice thérapeutique.

La réussite de nos réhabilitations repose sur une intégration quotidienne des prothèses par les patients ; l'épistémologie du corps en définit bien le concept. Il devient légitime de parler d'hybridation et en corollaire d'assimiler nos dispositifs à des bio-objets, voire mieux, à des bio-prothèses. L'homme apparenté, l'homme modifié, l'homme prothésé passe du statut de patient au statut d'hybride dont le devenir reste pourtant encore à définir dans le cadre d'une approche phénoménologique.

C'est un pari difficile, parfois impossible, et donc sûrement ambitieux, mais qui en vaut la peine puisqu'il s'agit d'entretenir la préservation de la vie relationnelle de nos semblables dans les meilleures conditions qui soient. Ici réside, sans nul doute, un enjeu révélateur de l'émergence de nouveaux paradigmes vecteurs de la mutation sociétale. Du visage hybride au corps hybride, de l'homme hybride à la société hybridée, ce sont tous les modèles sociaux, économiques et politiques qu'il faut repenser. À travers l'hybridation, nous ressentons bien que l'évolution humaine a déjà amorcé une nouvelle orientation…

Un corps m'est échu, qu'en ferai-je enfin,
Tellement unique et tellement mien ...

(Ossip Mandelstam, 1909. *La pierre*)

Bibliographie

ABÉ K., 1987 [1964]. *La face d'un autre*, Paris, Stock.

ALLOCH ALMICHIA Y.C., VIGARIOS E., POMAR Ph., GUIMELLI B., TOULOUSE E., « Maquillages des épithèses faciales : principes et mise en œuvre », *Actual. Odonto-Stomatol.,* n° 251, septembre 2010, p. 245-259.

AMES K., 2011. *Faces : The Complete Guide to Retouching Portraits with Photoshop*, Chichester, John Wiley & Sons Ltd.

ANCET P., « L'Ombre du corps monstrueux », dans D. Manuel (éd.), *La figure du monstre : phénoménologie de la monstruosité dans l'imaginaire contemporain*, Nancy, PUN, 2009.

ANDRIEU B., 2008. *Devenir hybride*, Nancy, PUN. Préface Stélarc (épuisé).

2008. *Toucher. Se soigner par le corps,* Paris, Les Belles lettres. Préface David Le Breton (épuisé).

« L'externalisation du soi par la décorporation sensorielle », *L'évolution psychiatrique,* Paris, Elsevier-Masson SAS, 2010.

2011. *Les avatars du corps. Une hybridation somatechnique,* Montréal, éd. Liber.

« Appearance-based prejudice, between fear of the other and identitary hybridization », Kritische Berichte. Zeitschrift für Kunst- und Kulturwissenschaften, in D. Olariu & J. Kohl (dir.), *En Face. Nine Essays on the Human Face,* 2012a, p. 21-33.

2012. *L'autosanté. Vers une médecine réflexive,* Paris, Armand Colin. Préface Christian Hervé.

BAQUÉ D., 2007. *Visages : du masque grec à la greffe du visage*, Paris, éd. du Regard.

BARBEAU E., JOUBERT S., FELICIAN O., 2008. *Traitement et reconnaissance des visages : du percept à la personne*, Marseille, Solal, 483 p.

BENOIST M., 1978. *Réhabilitation et prothèses maxillo-faciales*, Paris, éd. Prélat.

BOU C., POMAR Ph., PESSEY J.-J., RABINO-MASSA E., « CT scanning images in 3D facial reconstruction by computer aided design : an anthropological study example », *Rev. Laryngol. Otol. Rhinol.*, Vol. 119, Issue 5, 1998, p. 333-335.

BOU C., POMAR Ph., VIGARIOS E., TOULOUSE E., « Prothèse maxillo-faciale et C.F.A.O. », *Stomatologie*, EMC, Paris, Elsevier- Masson SAS, 22-066-B-52, 2004.

BOUILLON C., 2002, *La peau, une enveloppe de vie,* Paris, Gallimard, 127 p.

CAILLOIS R., 1950. *L'homme et le sacré*, Paris, Gallimard, coll. « Folio ».

CANDELLE C., 2013. *Approche bio-psycho-sociale du patient en prothèse maxillo-faciale.* Thèse d'exercice en Chirurgie dentaire, sous la dir. de Florent Destruhaut, Toulouse, Université Paul Sabatier, 2013-TOU3-3011.

CAMPBELL L., FALOMIR M., J. FLETCHER, L. SYSON, 2011. *Renaissance Faces : Van Eyck to Titian,* National Gallery Publications.

CHÂTELET N., 2008. *Le baiser d'Isabelle. L'aventure de la première greffe du visage*, Paris, Le Seuil.

CONSOLI S.G., « Aspects psychologiques et socioculturels de la peau et de l'apparence », *Cosmétologie et dermatologie esthétique,* Paris, EMC. Elsevier-Masson SAS, 2008, 50-110-A-10.

CONTE F., 1997. *L'héritage païen de la Russie*, Paris, Albin Michel, 432 p.

DANY T., APOSTOLIDIS T., CANNONE P., SUAREZ-DIAZ E., FILIPETO F., « Image corporelle et cancer », *Psycho-oncologie*, vol. 3, 2009, p. 101-117.

DELAPORTE F., 2010. *La fabrique du visage : de la physiognomonie antique à la première greffe*, Paris, éd. Brepols.

DESTRUHAUT F., 2010. *Regards sur la prothèse faciale : une « culture de métier »*. Mémoire de Master 2 Recherche en anthropologie sociale et historique, Toulouse, EHESS, 99 p.

2013. *La face cachée des épithèses : construction et transmission des savoirs prothétiques de la face.* Doctorat d'Université de l'EHESS, sous la dir. de J.-P. Albert, Laboratoire Interdisciplinaire Solidarité Société Territoire (L.I.S.S.T) – Centre d'Anthropologie Sociale (C.A.S) Toulouse, 350 p.

DESTRUHAUT F., ESCLASSAN R., NOIRRIT-ESCLASSAN E., VIGARIOS E., POMAR Ph., « Histoire des pratiques et des mentalités en prothèse plastique faciale », *Médecine buccale*, EMC, Paris, Elsevier-Masson SAS, 2013, 28-560-A-10.

DESTRUHAUT F., ESCLASSAN R., TOULOUSE E., VIGARIOS E., POMAR Ph., « Histoire de la peau prothétique de la Grande Guerre à nos jours », *Actes. Société française de l'art dentaire*, Paris, Bibliothèque interuniversitaire de Santé, vol. 17, 2012, p. 13-15.

DESTRUHAUT F., POMAR PH., TOULOUSE E., VIGARIOS E., DICHAMP J., « Épithèses faciales : approche fondamentale et bases thérapeutiques », *Médecine buccale*, EMC, Paris, Elsevier- Masson SAS, 2013, 22-066-B-56.

DESTRUHAUT F., VIGARIOS E., POMAR P., « Anthropologie et prothèse maxillo-faciale : vers une médecine du sacré », *Actes. Société française de l'art dentaire*, Paris, Bibliothèque interuniversitaire de Santé, vol. 15, 2010, p. 55-59.

« Face et visage : les résonances socioculturelles de l'anatomie artistique à travers l'iconographie », *Médecine buccale*, EMC, Paris, Elsevier-Masson SAS, 2010, 28-070-U-10.

DESTRUHAUT F., TOULOUSE E., NOIRRIT-ESCLASSAN E., HENNEQUIN A., VIGARIOS E., POMAR Ph., « Apport de la prothèse maxillofaciale dans le traitement des pertes de substance maxillofaciale », *Médecine buccale*, EMC, Paris, Elsevier-Masson SAS, 2017, 28-720-C-10.

DILLER V., MUIR-SUKENICK J., 2011. *Face It : What Women Really Feel As Their Looks Change and What to Do About It,* Hay House.

DINOIRE I., « La dernière chose que je ne peux pas encore faire, c'est un baiser », *JDD,* 29 mars 2009.

Article dans *Marie-Claire* septembre 2009, p. 184.

EMERIAU C., 2012. *S'éclaircir pour faire : une pratique entre santé et identité*, PU de Lorraine.

FLAHAUT F., 1989. *Face à face. Histoires des visages*, Paris, Plon.

GATES K. 2011. *Our Biometric Future : Facial Recognition Technology and the Culture of Surveillance,* New York University Press.

GIRARD R., 1982. *Le Bouc émissaire,* Paris, Le Livre de poche.

GOFFMAN E., 1975. *Stigmate : les usages sociaux des handicaps*, Paris, éd. de Minuit.

GROGNARD C., « Aspects psychologiques et sociologiques du maquillage ornemental et correcteur », *Cosmétologie et dermatologie esthétique,* Paris, EMC. Elsevier-Masson SAS, 2011, 50-110-A-15.

HÉRITIER F., « Chimères, artifice et imagination », dans J.P. Changeux (éd.), *L'homme artificiel*, Paris, Odile Jacob, 2007.

KREIS H., 2013. *Les greffes d'organes : une nouvelle fabrique du corps*, Paris, L'Harmattan. Préface du Pr Jean-Michel Dubernard.

LANTIERI L., 2012. *Chaque visage a une histoire,* Paris, Flammarion.

LATOUCHE X., KROTENBERG A., 2002. *Mon corps et moi. Chirurgie esthétique et désir de changement*, Paris, Payot.

LE BRETON D., 1992. *La sociologie du corps*, Paris, PUF, coll. « Que sais-je ? ».

2003. *Des Visages. Essai d'anthropologie,* Paris, Métailié, coll. « Sciences humaines et sociales », 329 p.

« Greffe du visage, greffe du sens », *Libération*, 6 décembre 2005.

MARTIN C., 1889, *De la prothèse immédiate des maxillaires*, Paris, Masson.

MARTINIER P., LEMERLE G., 1915. *Prothèse restauratrice bucco-faciale et traitement des fractures des maxillaires*, Paris, Masson.

MATSUMOTO Y.I. (éd.), 2011. *Faces of Aging : The Lived Experiences of the Elderly in Japan*, Stanford University Press.

MILLETT-GALLANT A., 2012. *The Disabled Body in Contemporary Art*, Palgrave Macmillan.

MONESTIER M., « Modèles et utilisations des prothèses de la face », *Les gueules cassées : les médecins de l'impossible*, Paris, Le Cherche Midi, 2009, p. 13 et 235-258.

PARÉ A., 1564. *Dix livres de chirurgie avec le magasin des instruments nécessaires à Icelle*, Paris, Imprimerie de Jean Le Royer, Imprimeur du Roy.

PEARL S., 2010. *About Faces : Physiognomy in Nineteenth-Century Britain,* Harvard University Press.

POMAR Ph., DICHAMP J., « Introduction à la Prothèse Maxillo-Faciale », *Encyclopédie Médico-chirurgicale, Stomatologie*, Paris, Elsevier, 2004, n° 22-066-B50.

POMAR Ph., PESSEY J.-J., « L'Egypte : berceau de la médecine », *Nez, Gorge, Oreilles (NGO)*, n° 4, 1998, p. 16-21.

POMAR Ph., ARRUÉ J., MORENO B., FUSARO St., 2007. *Medical visualization : Egyptology in 3D : Help for the living : A digital approach to facial reconstruction. Apple Profile Science, 2007.*

POMAR Ph., SOULET H., « Mise en œuvre d'un élastomère de silicone dans la réalisation d'organes artificiels faciaux », *Actualités Odonto-Stomatologiques*, n° 193, 1996, p. 79-91.

« Facial Prosthesis », *Facial Aesthetic Communications in Europe*, Issue 1, 1994, p. 39-42.

PONROY J., PSAUME J., 1950. *Restauration et prothèse maxillo-faciales*, Paris, Masson.

PONTON G., « La réorganisation de la conscience corporelle. Se construire vivant dans la durée », *Thérapies Psychomotrices & Recherches*, n° 169, 2012, p. 132-144.

ROMAGNOLI S., 2010. *Les discordances du moi. Greffes et identité*, Nancy, PUN.

ROUTELOUS Ch., 1998. *La mutilation faciale - Des identités en souffrance.* Mémoire de Maîtrise de Sociologie des imaginaires, sous la direction Mme M. Pervanchon, UTM.

SALADANI O, LUAUTE J.-P., 2003. Dépersonnalisation, *EMC Psychiatrie,* Paris, Elsevier-Masson SAS, 37-125-A-10.

SIEMIONOW M.Z., 2011. *Know-How of Face Transplantation*, Springer-Verlag London Ltd.

SIMMEL G., 2013 [1907]. *Sociologie des sens,* Paris, Payot & Rivages, coll. « Petite Bibliothèque Payot ».

SOULET H., 1973. *Reconstitution prothétique de la peau du visage à base de silicone.* Thèse pour le Doctorat de 3e cycle en Sciences odontologiques, Toulouse, Université Paul Sabatier, 95 p.

STEPHAN M., « Aspect psychologiques de la défiguration », *Stomatologie*, EMC. Elsevier-Masson SAS, 2003, Paris, 22-088-V-10.

STICKER H.J. 1982. *Corps infirmes et société*, Paris, Aubier.

THIBIERGE S., 2011. *Le nom, l'image, l'objet. Image du corps et représentation*, Paris, PUF, 502 p.

THOMAS K., 1994. *Prosthetics Rehabilitation*, Londres, Quintessence Publishing.

VIALADE V., 2011. *Interprétation onirique du visage.* Thèse d'exercice en Chirurgie dentaire, sous la direction de Florent Destruhaut, Toulouse, Université Paul Sabatier, 2011-TOU3-3050.

VIGARIOS E., 2004. *Expérience de la mutilation faciale : incidences identitaires. Approche ethnographique de la consultation de prothèse maxillo-faciale du service d'Odontologie de Toulouse Rangueil.* Mémoire de DEA d'Anthropologie sociale et historique d'Europe, Toulouse, 147 p.

2009. *Regards sur la relation soignant-soigné en cancérologie oro-faciale.* Doctorat d'Université de l'EHESS, sous la dir. de J.P. Albert, Laboratoire Interdisciplinaire Solidarité Société Territoire (LISST) – Centre d'Anthropologie Sociale (CAS) Toulouse.

2011. « Prothèse orale et faciale en situation de cancer : une hybridation du visage », Revue *Corps*, n° 9, CNRS éd., p. 317-324.

VIGARIOS E., DESTRUHAUT F., ALLOCH ALMICHIA Y.C., TOULOUSE E., POMAR Ph., « Prothèses faciales et silicones médicales », *Les cahiers de prothèses*, n° 148, 2009, p.7-13.

VIGARIOS E., DESTRUHAUT F., POMAR P., « Problématique psychosociale en cancérologie cervico-faciale : point de vue de l'odontostomatologiste », *Médecine buccale*, Paris, EMC. Elsevier- Masson SAS, 2010, 28-870-M-10.

VIGARIOS E., FONTES-CARRERE M., POMAR P., BACH K., « Psychologie et relation d'aide en réhabilitation maxillo-faciale », *Encycl. Med. Chir. Stomatologie,* Paris, Elsevier, 2004, n° 22-066-B-53.

VIGARIOS E., POMAR P., TOULOUSE E., FUSARO S., GRHENASSIA C., « Les Épithèses Facialesé », *Encycl. Med. Chir. Stomatologie,* Paris, Elsevier, 2006, n° 22-066- B-56.

Table des matières

Santé et Médecine

aux éditions L'Harmattan

Dernières parutions

RAISON PERDUE...?
L'Illusion psychiatrique
Avec la collaboration de Jean-Jacques Ritz
Le système psychiatrique se détériore au point, qu'après les psychologues et les philosophes, ce sont les praticiens qui s'inquiètent. Établir un bilan et amorcer une reconsidération de l'ensemble du problème s'impose aux auteurs afin d'annoncer un débat nécessaire, qui n'a guère progressé ces dernières années.
(17.50 euros, 162 p.)
ISBN : 978-2-343-13276-1, ISBN EBOOK : 978-2-14-005229-3

CHIRURGIE DE L'OBÉSITÉ ET DIÉTÉTIQUE
Une spécialiste répond à vos questions
Bonnemaison Julia
Ce guide nutritionnel simple et concret permet de tout savoir sur la diététique avant et après une opération de chirurgie de l'obésité. Ce livre propose des recettes simples, des témoignages de patients et l'expérience indispensable d'une spécialiste.
(Coll. Ethique et pratique médicale, 12.00 euros, 88 p.)
ISBN : 978-2-343-13390-4, ISBN EBOOK : 978-2-14-005155-5

LA MÉDECINE FORMATÉE
Médecins et malades face aux nouvelles technologies
Lacroix Jacques-Michel - Préface d'Alain de Benoist
Les nouvelles technologies vont profondément modifier la manière de soigner et d'envisager la santé. Le transhumanisme, l'uberisation de la médecine, la GPA, autant de mutations importantes qui viennent modifier les pratiques médicales. L'auteur s'interroge sur les réponses des médecins face à ces changements pour préserver leurs intérêts et ceux de leurs patients, sur la possibilité de conserver une relation médecin-malade harmonieuse sans être contraint de suivre les normes de ceux qui veulent profiter du marché de la santé.
(Coll. Ethique et pratique médicale, 16.50 euros, 150 p.)
ISBN : 978-2-343-13220-4, ISBN EBOOK : 978-2-14-004993-4

NUMERUS CLAUSUS
De la maltraitance des carabins au naufrage de la médecine générale
Sèle Bernard – Préface du professeur Didier Sicard
Cet ouvrage dénonce l'existence du «numerus clausus» qui clôture la première année de médecine et de la maltraitance de milliers d'étudiants qui en découle.

Gigantesque bizutage institutionnel, l'auteur le perçoit comme une machine à produire de l'échec et le rend responsable de l'apparition de déserts médicaux. Il propose un changement radical du cursus de formation des professionnels de santé en abrogeant cette méthode de sélection et apporte de nombreuses pistes de réflexion.
(Coll. Ethique et pratique médicale, 11.50 euros, 80 p.)
ISBN : 978-2-343-13066-8, ISBN EBOOK : 978-2-14-004944-6

GROSSESSE ET ALCOOL
Représentations et appropriations d'une priorité de santé
Sous la direction de Florence Douguet et Thierry Fillaut
L'intérêt porté depuis le début des années 2000 à la question de la consommation d'alcool des femmes enceintes, ou souhaitant le devenir, mérite qu'on s'y arrête. Ces textes interrogent le processus par lequel un problème de santé scientifiquement démontré (rôle tératogène de l'alcool pour le fœtus) devient une priorité de santé pour les politiques et les soignants de premiers recours.
(Coll. Logiques sociales, 27.00 euros, 274 p.)
ISBN : 978-2-343-13287-7, ISBN EBOOK : 978-2-14-005017-6

JÉRÔME FRACASTOR (1478-1553)
De la nature des choses à la nature des germes
Teyssou Roger
Pour le médecin et humaniste Jérôme Fracastor, la maladie infectieuse naissait et se propageait d'organisme en organisme par l'intermédiaire de minuscules semences vivantes, vecteurs spécifiques des maladies épidémiques. Son message novateur ne fut pas entendu. Il fallut plus de trois siècles pour que les médecins le comprennent...
(Coll. Acteurs de la Science, 15.00 euros, 136 p.)
ISBN : 978-2-343-13451-2, ISBN EBOOK : 978-2-14-005150-0

LA THÉRAPEUTIQUE DE FRACASTOR
Lexique des médicaments
Teyssou Roger
Voici l'armoire à pharmacie de Jérôme Fracastor. Sous forme d'un index, toutes les substances médicamenteuses utilisées par le médecin et leur usage thérapeutique sont répertoriés dans cet ouvrage. Ce lexique est le complément de l'ouvrage *Jérôme Fracastor (1478-1553) – De la nature des choses* à la nature des germes.
(Coll. Acteurs de la Science, 20.50 euros, 206 p.)
ISBN : 978-2-343-13452-9, ISBN EBOOK : 978-2-14-005151-7

CARTOGRAPHIES CORPORELLES, CONFLITS DE TEMPORALITÉ ET CONTINUUM DE VIOLENCES
Femmes meurtries et médicaments nocifs
Fines Louise
En raison des cycles spécifiques qui marquent leurs existences, les femmes sont plus susceptibles de subir des complications graves sur leur santé. Moyens

de contraception, médicaments pris durant la grossesse, et autres prothèses mammaires sont autant de dangers auxquels s'exposent les femmes et leurs enfants. À travers les préjudices causés par les crimes en col blanc, cet ouvrage retrace les tactiques des organisations qui tentent de maintenir à tout prix leurs produits nocifs sur le marché.
(Coll. Questions contemporaines, 23.50 euros, 230 p.)
ISBN : 978-2-343-13380-5, ISBN EBOOK : 978-2-14-005134-0

LES MUSICIENS, LA MALADIE ET LA MÉDECINE
De Guillaume de Machaut à Béla Bartok
Pinet Patrice
Cet ouvrage explore les vies médicales de onze compositeurs célèbres et, à travers elles, les maladies qui ont traversé les siècles. L'auteur rend compte également des thérapeutiques utilisées au fil des siècles et observe l'impact de la vie sexuelle des musiciens et les effets psychiques de leurs passions amoureuses sur leur morbidité. Outre le souci éternel que procure l'amour, l'évolution du mode de vie des musiciens révèle une tendance aux conduites addictives, source de risques accrus pour la santé.
(Coll. Médecine à travers les siècles, 39.00 euros, 416 p.)
ISBN : 978-2-343-13073-6, ISBN EBOOK : 978-2-14-005016-9

MÉDECINE PERSONNALISÉE ET BIOÉTHIQUE
Enjeux éthiques dans l'échange et le partage des données génétiques
Stoekle Henri Corto
Préface de Christian Hervé, Pierre Tambourin et Francis Quétier
La médecine personnalisée devrait être renommée «médecine des données». Elle tente, à partir d'une quantité importante de données, d'induire ou de déduire des informations valorisables au niveau du soin, de la recherche et de l'industrie. L'ensemble de ces données génétiques et informationnelles transitent par un réseau de communication dématérialisé centralisant le stockage, une partie du traitement et de l'analyse. L'accessibilité de cette plateforme et son usage soulèvent alors de nombreuses inquiétudes éthiques auxquelles cet ouvrage tente d'apporter des solutions.
(Coll. L'Ethique en mouvement, 19.50 euros, 186 p.)
ISBN : 978-2-343-12904-4, ISBN EBOOK : 978-2-14-004910-1

MANUEL D'HÉMATOLOGIE
Physiologie
Thiam Doudou
Ce tome porte sur la physiologie hématologique classique axée sur les modules de cytologie, d'immunohématologie et d'hémostase, enrichie et actualisée comme l'attestent les chapitres portant sur la transfusion sanguine avec ses différentes modalités et alternatives et sur les traitements en hémostase et leurs contrôles biologiques. La bonne compréhension de la physiologie permet une meilleure maîtrise de la pathologie hématologique qui fera l'objet d'un deuxième tome.
(27.50 euros, 246 p.)
ISBN : 978-2-343-11625-9, ISBN EBOOK : 978-2-14-004901-9

CORPS ET ÂMES
Les hommes et la médecine au XVIIIème siècle
Boyer-Labrouche Annie
Quelle était la place de la santé sous l'Ancien Régime où le poids du christianisme était si lourd et les clivages sociaux puissants ? Afin d'expliquer la vie quotidienne dans les hôpitaux, Annie Boyer-Labrouche a puisé ses sources dans des archives uniques, réalisant ainsi une étude remarquable de démographie historique, où l'homme est en plein cœur. Cet ouvrage ouvre une réflexion indéniable faisant écho aux problématiques de santé actuelles.
(Coll. Médecine à travers les siècles, 26.00 euros, 246 p.)
ISBN : 978-2-343-12170-3, ISBN EBOOK : 978-2-14-004750-3

LE DROIT À LA SANTÉ ET LA PRISON
Quelle protection, quels enjeux ?
Sous la direction de Jean-Paul Céré
Le respect du droit à la santé des personnes détenues est aujourd'hui une préoccupation majeure et un sujet sensible tant pour l'administration pénitentiaire que pour les personnels de santé. Le contexte de surpopulation carcérale prégnant, tant en France qu'au Brésil, ne facilite pas la tâche. La concentration de personnes précarisées sur le plan sanitaire et les effets de la détention sur la santé compliquent la recherche d'une adéquation des soins à l'état de santé des personnes détenues.
(Coll. Comité international des pénalistes francophones, 17.50 euros, 160 p.)
ISBN : 978-2-343-12464-3, ISBN EBOOK : 978-2-14-004440-3

L'ANALYSE DE PRATIQUES PROFESSIONNELLES EN INSTITUT DE FORMATION EN SOINS INFIRMIERS
Expression de la singularité des cadres de santé formateurs
Rivier Delphine - Préface de Jean-Louis Boutte et Claudine Dos Santos
La mise en place des séquences d'analyse de situations et/ou d'activités professionnelles par les cadres de santé formateurs semble complexe, de par des approches différentes, ce qui entraîne des difficultés d'harmonisation dans les pratiques des formateurs au sein des Instituts de Formation en Soins Infirmiers. Cet ouvrage vise à mieux comprendre ce qui se joue actuellement lors de ces séquences pour les étudiants infirmiers et les cadres de santé formateurs.
(Coll. Logiques sociales, 19.50 euros, 188 p.)
ISBN : 978-2-343-12553-4, ISBN EBOOK : 978-2-14-004570-7

APPRENDRE DE SES GESTES – De la santé motrice au bien-être
Sous la direction de Bernard Andrieu et Luc Collard
Apprendre de sa santé motrice nécessite, en première partie, d'analyser les gestes à partir des techniques du corps et des effets sur la perception du corps vécu. Apprendre du bien-être de son corps vivant, en deuxième partie, explore l'estime de soi et l'approfondissement par des gestes sensoriels. Apprendre par des gestes ludo-coopératifs ouvre, en troisième partie, à une socialisation heureuse et partagée dans une santé durable.
(Coll. Mouvements des Savoirs, 34.00 euros, 328 p.)
ISBN : 978-2-343-12666-1, ISBN EBOOK : 978-2-14-004636-0

Structures éditoriales du groupe L'Harmattan

L'Harmattan Italie
Via degli Artisti, 15
10124 Torino
harmattan.italia@gmail.com

L'Harmattan Hongrie
Kossuth l. u. 14-16.
1053 Budapest
harmattan@harmattan.hu

L'Harmattan Sénégal
10 VDN en face Mermoz
BP 45034 Dakar-Fann
senharmattan@gmail.com

L'Harmattan Cameroun
TSINGA/FECAFOOT
BP 11486 Yaoundé
inkoukam@gmail.com

L'Harmattan Burkina Faso
Achille Somé – tengnule@hotmail.fr

L'Harmattan Guinée
Almamya, rue KA 028 OKB Agency
BP 3470 Conakry
harmattanguinee@yahoo.fr

L'Harmattan RDC
185, avenue Nyangwe
Commune de Lingwala – Kinshasa
matangilamusadila@yahoo.fr

L'Harmattan Congo
67, boulevard Denis-Sassou-N'Guesso
BP 2874 Brazzaville
harmattan.congo@yahoo.fr

L'Harmattan Mali
Sirakoro-Meguetana V31
Bamako
syllaka@yahoo.fr

L'Harmattan Togo
Djidjole – Lomé
Maison Amela
face EPP BATOME
ddamela@aol.com

L'Harmattan Côte d'Ivoire
Résidence Karl – Cité des Arts
Abidjan-Cocody
03 BP 1588 Abidjan
espace_harmattan.ci@hotmail.fr

L'Harmattan Algérie
22, rue Moulay-Mohamed
31000 Oran
info2@harmattan-algerie.com

L'Harmattan Maroc
5, rue Ferrane-Kouicha, Talaâ-Elkbira
Chrableyine, Fès-Médine
30000 Fès
harmattan.maroc@gmail.com

Nos librairies en France

Librairie internationale
16, rue des Écoles – 75005 Paris
librairie.internationale@harmattan.fr
01 40 46 79 11
www.librairieharmattan.com

Lib. sciences humaines & histoire
21, rue des Écoles – 75005 Paris
librairie.sh@harmattan.fr
01 46 34 13 71
www.librairieharmattansh.com

Librairie l'Espace Harmattan
21 bis, rue des Écoles – 75005 Paris
librairie.espace@harmattan.fr
01 43 29 49 42

Lib. Méditerranée & Moyen-Orient
7, rue des Carmes – 75005 Paris
librairie.mediterranee@harmattan.fr
01 43 29 71 15

Librairie Le Lucernaire
53, rue Notre-Dame-des-Champs – 75006 Paris
librairie@lucernaire.fr
01 42 22 67 13

www.ingramcontent.com/pod-product-compliance
Lightning Source LLC
LaVergne TN
LVHW051351061026
849535LV00009B/3133
* 9 7 8 2 3 4 3 1 4 1 4 0 4 *